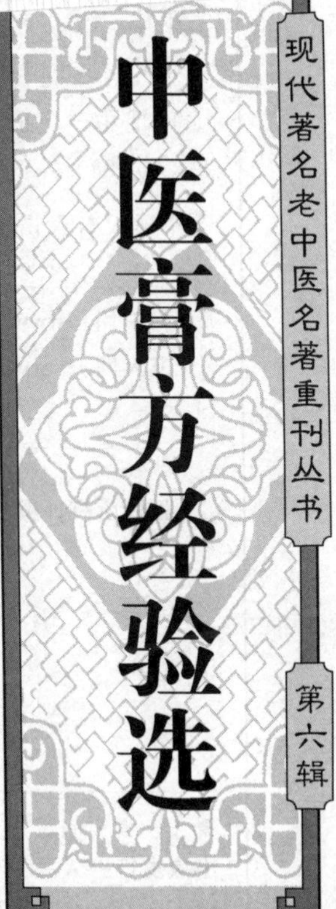

中医膏方经验选

现代著名老中医名著重刊丛书

第六辑

胡建华 著

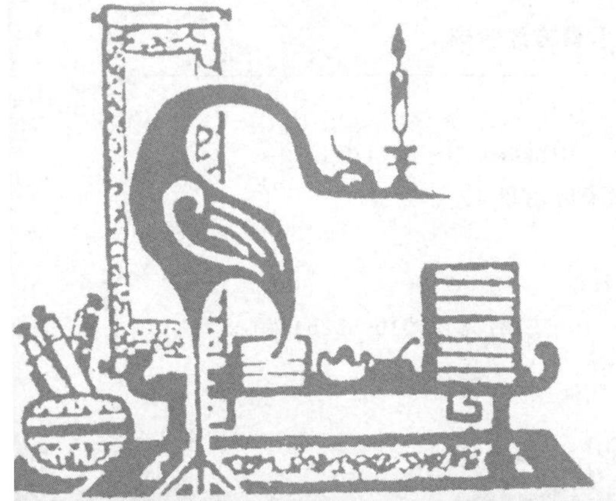

人民卫生出版社

图书在版编目（CIP）数据

中医膏方经验选/胡建华著. —北京：人民卫生出版社，2010.9

ISBN 978-7-117-13110-0

Ⅰ.①中… Ⅱ.①胡… Ⅲ.①膏剂-方书-中国 Ⅳ.①R289.6

中国版本图书馆CIP数据核字（2010）第119866号

门户网：www.pmph.com	出版物查询、网上书店
卫人网：www.ipmph.com	护士、医师、药师、中医师、卫生资格考试培训

中医膏方经验选

著　　者：胡建华
出版发行：人民卫生出版社（中继线 010-59780011）
地　　址：北京市朝阳区潘家园南里19号
邮　　编：100021
E - mail：pmph @ pmph.com
购书热线：010-59787592　010-59787584　010-65264830
印　　刷：中农印务有限公司
经　　销：新华书店
开　　本：850×1168　1/32　　印张：3.25
字　　数：64千字
版　　次：2010年9月第1版　2024年3月第1版第11次印刷
标准书号：ISBN 978-7-117-13110-0/R・13111
定　　价：12.00元

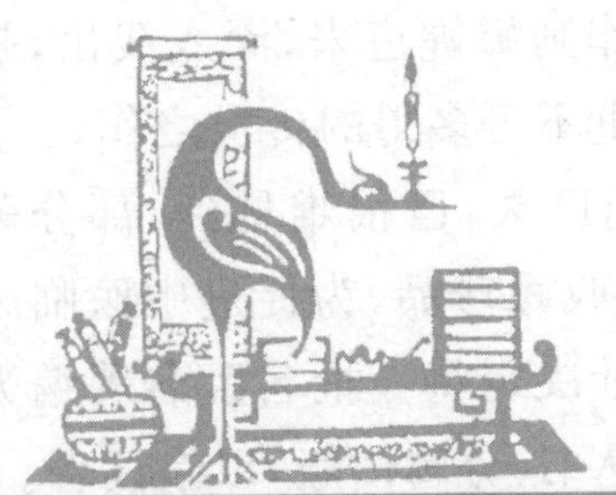

出版说明

自20世纪60年代开始，我社先后组织出版了一批著名老中医经验整理著作，包括医论医话等。半个世纪过去了，这批著作对我国现代中医学术的发展产生了积极的推动作用，整理出版著名老中医经验的重大意义正在日益彰显，这些著名老中医在我国近现代中医发展史上占有重要地位。他们当中的代表如秦伯未、施今墨、蒲辅周等著名医家，既熟通旧学，又勤修新知；既提倡继承传统中医，又不排斥西医诊疗技术的应用，在中医学发展过程中起到了承前启后的作用。这批著作多成于他们的垂暮之年，有的甚至撰写于病榻之前，无论是亲自撰述，还是口传身授，或是其弟子整理，都集中反映了他们毕生所学和临床经验之精华，诸位名老中医不吝秘术，广求传播，所秉承的正是力求为民除瘼的一片赤诚之心。诸位先贤治学严谨，厚积薄发，所述医案，辨证明晰，治必效验，不仅具有很强的临床实用性，其中也不乏具有创造性的建树；医话著作则娓娓道来，深入浅出，是学习中医的难得佳作，为近世不可多得的传世之作。

由于原版书出版的时间已久，已很难见到，部分著作甚至已成为学习中医者的收藏珍品，为促进中医临床和中医学术水平的提高，我社决定将一批名医名著编为《现代著名老中医名著重刊丛书》分辑出版，以飨读者。

第一辑收录13种名著：

《中医临证备要》　　《施今墨临床经验集》

《蒲辅周医案》　　《蒲辅周医疗经验》

《岳美中论医集》　　《岳美中医案集》

《郭士魁临床经验选集——杂病证治》

《钱伯煊妇科医案》　　《朱小南妇科经验选》

《赵心波儿科临床经验选编》　　《赵锡武医疗经验》

《朱仁康临床经验集——皮肤外科》

《张赞臣临床经验选编》

第二辑收录14种名著：

《中医入门》　　《章太炎医论》

《冉雪峰医案》　　《菊人医话》

《赵炳南临床经验集》　　《刘奉五妇科经验》

《关幼波临床经验选》　　《女科证治》

《从病例谈辨证论治》　　《读古医书随笔》

《金寿山医论选集》　　《刘寿山正骨经验》

《韦文贵眼科临床经验选》

《陆瘦燕针灸论著医案选》

第三辑收录20种名著：

《内经类证》　　《金子久专辑》

《清代名医医案精华》　　《陈良夫专辑》
《清代名医医话精华》　　《杨志一医论医案集》
《中医对几种急性传染病的辨证论治》
《赵绍琴临证 400 法》　　《潘澄濂医论集》
《叶熙春专辑》　　《范文甫专辑》
《临诊一得录》　　《妇科知要》
《中医儿科临床浅解》　　《伤寒挈要》
《金匮要略简释》　　《金匮要略浅述》
《温病纵横》　　《临证会要》
《针灸临床经验辑要》

第四辑收录 6 种名著：

《辨证论治研究七讲》
《中医学基本理论通俗讲话》
《黄帝内经素问运气七篇讲解》
《温病条辨讲解》
《医学三字经浅说》　　《医学承启集》

第五辑收录 19 种名著：

《现代医案选》　　《泊庐医案》
《上海名医医案选粹》　　《治验回忆录》
《内科纲要》　　《六因条辨》
《马培之外科医案》　　《中医外科证治经验》
《金厚如儿科临床经验集》　　《小儿诊法要义》
《妇科心得》　　《妇科经验良方》
《沈绍九医话》　　《著园医话》
《医学特见记》　　《验方类编》
《应用验方》　　《中国针灸学》

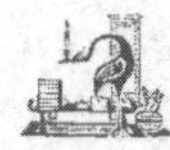

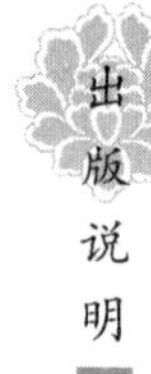

《金针秘传》

第六辑收录 11 种名著：

《温病浅谈》　《杂病原旨》

《孟河马培之医案论精要》　《东垣学说论文集》

《中医临床常用对药配伍》　《潜厂医话》

《中医膏方经验选》　《医中百误歌浅说》

《中药炮制品古今演变评述》　《赵文魁医案选》

《诸病源候论养生方导引法研究》

这批名著大多于 20 世纪 60 年代前后至 90 年代初在我社出版，自发行以来一直受到读者的广泛欢迎，其中多数品种的发行量达到数十万册，在中医界产生了很大的影响，在提高中医临床水平和促进中医事业发展方面起到了极大的推动作用。

为使读者能够原汁原味地阅读名老中医原著，我们在重刊时采取尽可能保持原书原貌的原则，主要修改了原著中疏漏的少量印制错误，规范了文字用法和体例层次，在版式上则按照现在读者的阅读习惯予以编排。此外，为不影响原书内容的准确性，避免因换算造成的人为错误，对部分以往的药名、病名、医学术语、计量单位、现已淘汰的临床检测项目与方法等，均未改动，保留了原貌。对于犀角、虎骨等现已禁止使用的药品，本次重刊也未予改动，希冀读者在临证时使用相应的代用品。

人民卫生出版社

2010 年 6 月

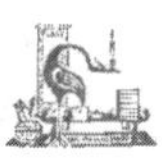

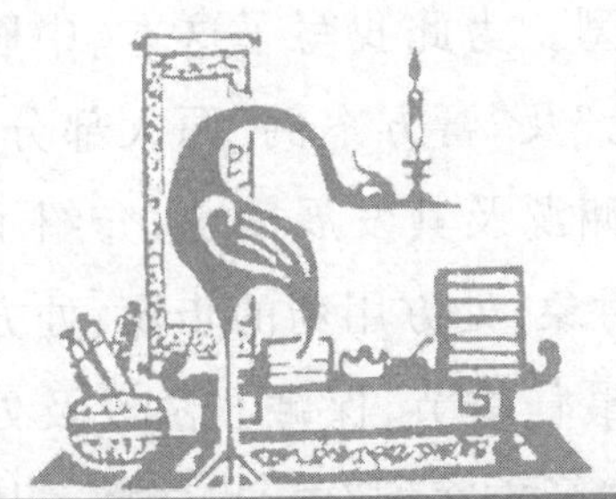

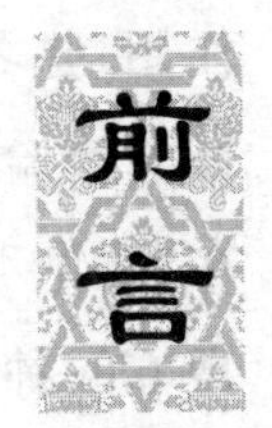

前言

我在1945年毕业于上海中医学院。先后师承老一辈中医学家丁济万、程门雪、黄文东先生。幸得名师亲切教诲和指点，获益匪浅。长期以来，我从事中医内科临床、教学和科研工作，庸碌一生，乏善足陈。虽然曾经写了一些医学专著和医学院校中医内科教材，亦仅忝附于骥尾而已。

我在青壮年时代，曾经从事膏方（膏滋方）的理论和临床探索。后因十年动乱而中断。近数年来，每届严寒季节，我为广大病员以膏滋药处方，进行冬令进补，深受病员的欢迎。有的病员甚至连年服用膏滋药。实践证明，用膏滋药进补，无论在增强身体素质，或抗病疗疾，均可取得良好的效果。

中医膏方，渊源悠久。在中国医药学宝库中，占有重要的地位。膏滋药确实具有“保健强身，抗病延年”的作用，是冬令进补的最佳剂型。为此我写了这本《中医膏方经验选》。本书分“概论”及“膏方案例”两大部分。在“概论”中，叙述了膏方的渊源及其发展简史，介绍了膏方的种类、膏滋药的适用对象、处方用药的步骤、处方的内容组成、服用膏滋药的最佳季节、保藏方法以及处方应具备的传统特色等。在“膏方案例”中，我选择了从1984—1988年间21个典型病例加以整理。其中有哮喘性支气管炎、支气管哮喘、支气管扩张咯血、病毒性心肌炎后遗症、风湿性关节炎、高血压、萎缩性胃炎、十二指肠球部溃疡、慢性结肠炎、便秘、缺铁性贫血、糖尿病、神经官能症、性神经衰弱、癫痫、血管性头痛、经闭、乳房小叶增生、更年期综合征、内耳眩晕病等。通过中西医的双重诊断和辨证施治，以中医膏滋方为主要手段进行治疗。在案例中详细介绍了如何开好开路方，写好膏方脉案以及处方要求、配料的应用和选择，并提出必要的医嘱。在每一个案例的“评按”中，阐述了我长期以来对每个病证所积累起来的辨证和用药经验，以及行之有效的各种进补方药。使中医临床医师或西学中的同道们在翻阅这本书之后，不仅在如何掌握运用膏滋药的方法上获得借鉴参考，而且从治疗各种病证的经验中，或许也能够受到一些启发，从而使中国医药学园地里的这朵奇葩——膏方，得以遍地绽开，并满足广大群众对健康投资的需要，这就是我写这本书的唯一愿望。

由于本人学术肤浅，临床水平有限，书中难免有错

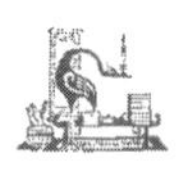

误之处，敬请读者批评指正！

但愿中国医药学事业的前景，更加光辉灿烂，更加绚丽多彩！

上海中医学院附属龙华医院

教授、主任医师　胡建华

一九八九年四月

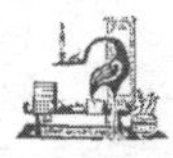

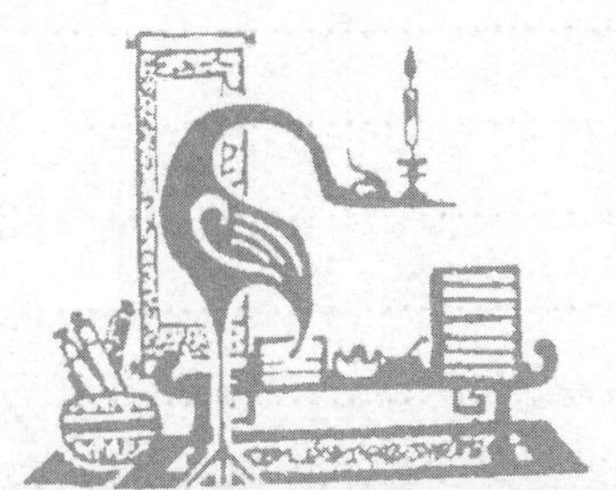

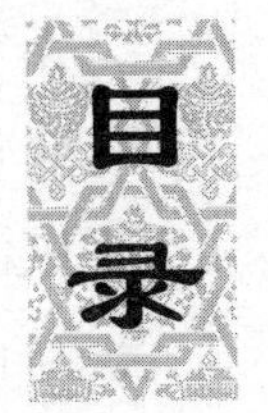
目
录

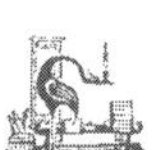

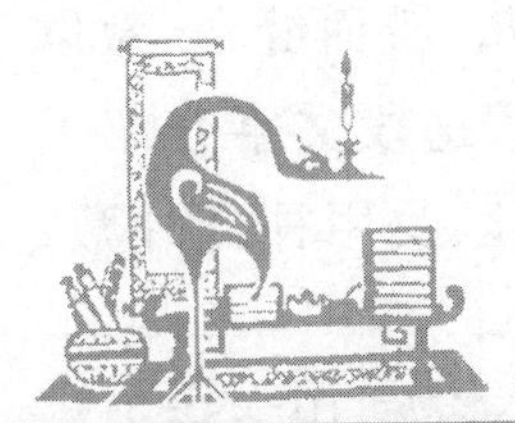

概　论

膏方亦称膏剂。是中医常用八种剂型——丸、散、膏、丹、汤、酒、露、锭之一。在中医药宝库中，占有重要的地位。外敷膏剂，不仅能治疗某些疮疡、皮肤等外科疾患，而且也能用以治疗不少内科病症。而内服膏剂，则更可以广泛地应用于内、外、妇、儿等临床各科。由于使用方便，疗效显著，深受广大病员的欢迎。长期以来，膏方对保障人民健康起着积极的作用。

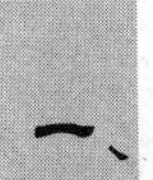

一、膏方的渊源及其发展简史

膏方已有悠久的历史。早在战国秦汉时期，《黄帝内经》即有关于膏剂的制作和临床运用的论述。如《灵枢·痈疽》篇说："发于腋下赤坚者，名曰米疽，治之以砭石……涂以豕膏，六日已，勿裹之。"又在《经筋》篇说："治之以马膏，膏其急者，以白酒和桂，以涂其缓者。"可见我国在两千年前医家已用动物油脂、白酒、桂，涂在皮肤上，用以医治疾病。

《后汉书·方术传》有关著名外科医学家华佗的记载:"若在肠胃,则断截湔洗,除去疾秽。既而缝合,敷以神膏,四五日创愈,一月之间皆平复。"这段文字介绍了当时华佗进行肠胃的切除手术、缝合以及用神膏外敷,促使创口加快愈合的整个过程。

及至晋代,《肘后百一方》在"莽草膏"使用方法中指出:"耳鼻病可以绵裹塞之。""裴氏五毒神膏"中说:"温酒服,如枣核一枚。"此时,膏方的运用,已由皮肤外敷,逐步发展到五官科外塞和内服并用以治疗疾病。

唐、宋时代,对膏方的制作、使用方法,续有进展。如《备急千金要方》指出:"例曰,凡作膏……病在外,火灸摩之,在内温酒服。"并对"卫侯青膏"、"神明青膏"等的服法,作了详细的规定。

明代《御制饮膳调养指南》,用人参、生地、茯苓、蜂蜜制"琼玉膏",用枸杞子制"金髓煎",用天门冬制"天门冬膏"等,均规定以"慢火熬成膏",并认为能"延年益寿,填精补髓,发白变黑,返老还童",说明膏方具有抗老延年功能,对清代膏方的进一步发展,产生了深刻的影响。

到了清代,膏方已成为临床治疗疾病的常用手段。而《理瀹骈文》,是当时颇有代表性的膏方专著。书中对膏方的治病机理、配制工艺、应用方法等,均作了详细的论述。不仅对治疗疮疡、皮肤疾病作了介绍,而且还记载了治疗哮喘、血证、呕吐、泄泻、黄疸、水肿、消渴、疟疾、白带、难产、慢脾风等内、妇、儿科的疑难杂症。又介绍用膏药外贴于胸口、脐上、下肢等贴敷疗

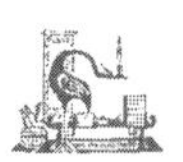

法。指出:“外治之理,即内治之理;外治之药,亦即内治之药。所异者法耳。”将内、外二法,融汇贯通,颇具特色。

现代,除临床外科应用膏方日益丰富多彩外,并发展前人经验,形成补虚疗疾、复方多味的“膏滋药”。例如《张聿青医案》中,有近三十例膏滋方治疗血证、眩晕、遗精、哮喘、不孕、痛经等病。《丁甘仁医案》中的膏滋方案例虽然不多,但辨证细致,论述精辟,理、法、方、药严谨,足资我们学习借鉴。

二、膏方的种类

可分外用和内服两类。

外用膏方主要有黑膏药、软膏药两种:

黑膏药:多以植物油、黄丹为基质。经高热炼制呈黑色,再放入配料桶中,配入药料而成。黄丹,外用有拔毒生肌的作用。用于丸散,有杀虫截疟的功能。内服丸散用黄丹剂量,每天不得超过0.5克。

软膏药:多以猪、羊等动物油脂或白蜡、黄蜡等为基质,和入中药细粉、水煎液或流浸膏等,加热混合搅匀。

外用膏方,虽多用以治疗疮疡、皮肤等外科疾病为主,但亦可以通过内病外治,用以治疗各种内科疾病。例如现今对哮喘、腹水、肿瘤、关节炎等病证,亦常用膏方贴敷进行治疗,以达到平喘、利水、软坚、止痛等效果。

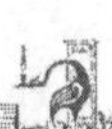

内服膏方也分两种：

成药：如传统的益母膏、二冬膏、桑椹膏、枇杷叶膏、雪梨膏等，这些膏方的组成比较单纯，药味不多，制成成药，便于选用。还有根据古方或老中医经验方，制成补膏，如十全大补膏、八珍膏等，在市上销售，以供选购。

膏滋药：经医生辨证分析，给予处方，将药浓煎后去渣取汁，浓缩，再根据不同病情需要，加入适量的冰糖、饴糖或蜂蜜，并配以驴皮胶、鹿角胶等收膏。这种膏方，俗称“膏滋药”。用以滋补身体，防治疾病。

本书着重讨论膏方中的“膏滋药”。

三、膏方(膏滋药)的适用对象

有人以为只有内科疾病的患者，可以服用膏滋药；也有人以为中老年人可以服用膏滋药，青年及儿童均不宜服用。还有人以为无论什么人，什么病，都可以服用膏滋药。以上这些看法，都是片面的和不够正确的。实际上膏滋药适用对象非常广泛，只要是体质虚弱的人，患的是慢性疾病，无论是老、少、男、女，均可服用。或认为患高血压病的人，已经有头痛、眩晕、烦躁易怒等阳亢的症状，再服膏滋药，岂不是火上加油？其实，这是对膏滋药作用的误解。因为畏寒、肢冷、面白、神疲的阳虚病人，或者怕热、出汗、面红、烦躁的阴虚病人，都可以根据不同病情，给予相应的处方，前者可用温阳散寒的方法，进行治疗；而后者则可用滋阴清热的方法，进行治疗。

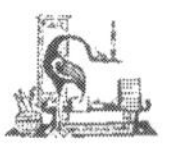

只要辨证精确，用药得当，均可取得一定的疗效。虽然说膏滋药的适用对象比较广泛，但是急性病患者，或身体确实很健康的人，则不适宜和不需要服用膏滋药。如果勉强服用，或处理不当，反而可能会适得其反。

总之，服用膏滋药的主要作用，是为了"保健强身，抗病延年"。合理服用膏滋药，对少年儿童来说，可以促进发育，提高智力；对中青年人来说，可以增强体质，青春常驻；对老年人来说，可以推迟衰老，永葆健康。而对身体虚弱多病的人来说，可以达到增强抗病能力，提高免疫功能，从而有利于疾病的趋向好转和全愈。

四、中医膏方（膏滋药）处方用药的步骤

先给予开路药：经过详问病史，进行辨证分析，开好汤药的处方，即开路药。其作用主要是为患者对膏滋药的消化吸收创造条件。例如患者有胸脘懑闷、食欲不振、舌苔厚腻等症状，说明是湿困中焦，脾胃运化功能减退，这些症状如果不加以改善，势将影响今后对膏滋药的运化。应先给予陈皮、半夏、川朴、枳壳、神曲、山楂等药，煎汤服用，以运脾健胃，理气化湿，改善其运化功能。也可以用开路药先进行试探性的调补，观察其服药后的反应，为开好膏滋药处方作准备。一般开路药处方，可以服1～3周。如果患者并不存在服用膏滋药的障碍，那么不一定服用开路药，可以直接开膏滋药处方，及时配制进补。

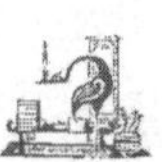

其次开膏滋药处方：根据初诊病史，辨症分析及服用开路药后的情况，给予处方。这种膏滋药与市上销售的补膏最大的不同点，前者好比是“小灶菜”，针对性强，切合病员的病情和不同体质，所以效果也比较好。后者好比是“大锅菜”，不一定人人都适合，针对性不强，因此，其效果也不如膏滋药。在给予处方时，对膏滋药的服法、保藏方法以及饮食宜忌、生活调摄等医嘱，均应向病员作详细交待。

五、中医膏方（膏滋药）处方的内容组成

1. 辨证分析，治疗原则

这部分内容，即俗称“脉案”。要充分体现中医辨证论治的特色。要有虚有实，在理论方面要作适当的分析和发挥。

2. 处方

膏滋药的处方，要立足于补，做到既能“补虚”，又能“疗疾”。例如一个哮喘病人，既有肺肾亏虚，脾失健运的一面，又有肺失宣肃，痰浊留恋的一面。但处方的原则，应该把补肾纳气，益肺健脾的药物，如党参、黄芪、五味子、仙灵脾、补骨脂等放在主位，而把宣肃肺气，化痰平喘的药物，如麻黄、射干、紫菀、款冬、杏仁、苏子等放在宾位。同时在处方时要注意补而不滞，切忌“蛮补”。因此，在运用滋腻药物时，要适当选用砂仁、陈皮、佛手干之类相配，以助运化。如果不注意这一点，一味蛮补，

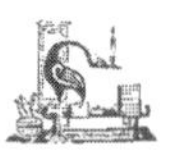

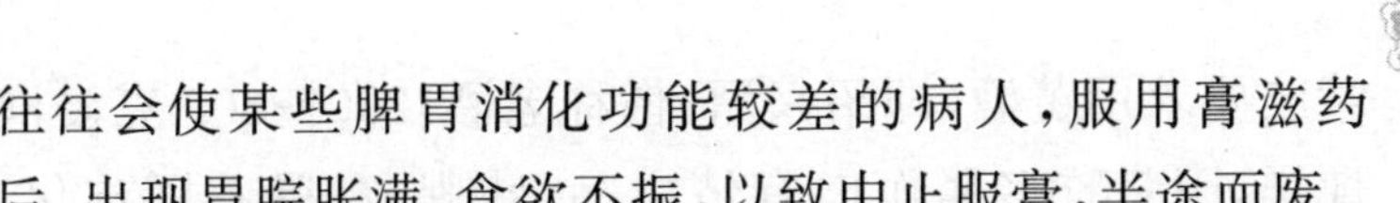

往往会使某些脾胃消化功能较差的病人，服用膏滋药后，出现胃脘胀满，食欲不振，以致中止服膏，半途而废。

关于处方药物的味数，一般在20～30味，相当于汤剂的2～3倍，每味药剂量一般可掌握在100～200克，例如党参、黄芪、当归、白芍等常用100～150克；如铁落、磁石、牡蛎、石决明等金石介壳类药物，用量要大一些，可用300克左右；而砂仁等用量较小，一般可用50克左右。因此，以此估算，一料膏滋药常用剂量，大约在3000克左右，或相当于汤剂的20～30帖。

有的药物，例如旋覆花含有绒毛，蒲黄系粉末样药物，蚕砂稍煎即成糊状，这类药物，仍需要包煎。但在汤剂中需要先煎或后下的药物，则在膏滋药中不一定都要求按一般常规做。因为膏滋药要求煎三汁，煎的时间很长，所以先煎或后下的意义都不大。如果用人参、鹿茸等贵重药物，则不宜与他药同煎，以免造成浪费。应该用文火另煎浓汁，于收膏时将汁冲入，或将人参、鹿茸研成细粉，于收膏时调入膏中亦可。这样可以充分提高药效。

3. 煎法、服法及医嘱

煎法及配料：要求用清水将药物浸透，最好隔宿浸泡，连煎三汁，过滤，去渣，文火浓缩，然后加入糖类和胶（膏）类等配料，以便收膏。糖类：如冰糖（亦可用白砂糖）、饴糖（即麦芽糖）、蜂蜜等。胶（膏）类：有荤胶、素膏之分。荤胶如驴皮胶、龟板胶、鳖甲胶、龟鹿二仙胶、牛鞭膏、霞天胶等。由于胶类供应常紧缺，故临床上以驴皮胶为最常用。素膏如金樱子膏、桑椹膏、枇杷叶膏等。

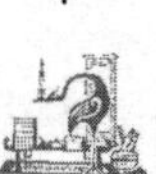

荤胶要求用黄酒(即绍兴酒,俗称老酒)250～500 克浸泡炖烊,因荤胶多属血肉有情之品,味腥,黏腻胶固难化,酒浸后可解腥膻之气,并助运化之力。以上糖类总量,可以掌握在 500 克左右,胶类总量可掌握在 150～200 克。糖类或胶类的配料,均可根据需要选用,例如阴血虚者,可选用驴皮胶、龟板胶;阳虚者可选用鹿角胶;阴阳两虚者可选用龟鹿二仙膏;便秘者可选用蜂蜜;糖尿病可免除糖类;肝病则不必用黄酒浸胶。总之,选用配料,均应因人而异。

服法及医嘱:每天清晨空腹服一汤匙,或早晚空腹各服一汤匙,均用开水冲饮。如方中用熟地等滋腻药,而配料胶类剂量较大,则膏滋较稠黏难以烊化,应嘱其隔水蒸化后服用。并嘱咐:如遇感冒发热、伤食腹泻等,则应暂停服用。服膏滋药期间,应忌莱菔及饮茶。如属阳虚有寒,忌生冷饮食;如阴虚火旺,忌辛辣刺激性食物;如哮喘患者,忌虾蟹腥味等。

六、中医膏方(膏滋药)服用的最佳季节

中医进补,四季皆宜。但服用膏滋药,则以冬季为宜。因为膏滋药比较滋腻,热天服用,不易消化吸收。同时一料膏滋药,一般要服 4～6 周(由于处方剂量,收膏浓度的不同,以及每天服一次或二次,起匙量多少亦有差异,因此不能肯定确切的服用日程),在气温较高时,岂不要变质?什么时候是服用膏滋药的最佳时间

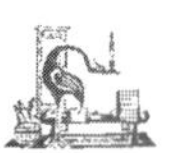

呢？一般以冬至日起五十天左右，即头九到六九（冬至后九天为头九，十八天为二九……）为最佳时间。如果准备一冬服二料膏滋药，则可以适当提前。为何要选择严冬服用膏滋药？除了易于保藏等原因外，主要因为按四季的"春生、夏长、秋收、冬藏"的特点，冬季是封藏的季节，天气寒冷，食欲旺盛，腠理致密，无论进食的数量和质量需求方面，也较热天为多。《素问·四气调神大论》篇说："冬三月，此谓闭藏"。因此，冬令正是及时进补的大好时机。中国民间有句俗语："冬令进补，春天打虎"，虽属夸张之词，但是也说明冬令是进补的最佳时间。

七、中医膏方（膏滋药）的保藏方法

膏滋药保藏方法，至关重要。如果保藏不好，发生霉变，必将无法服用，造成不必要的损失。膏滋药应储存在瓷罐（锅、钵）中，亦可用搪瓷烧锅存放，但不宜用铝锅、铁锅作为容器。由于膏滋药服用时间较长，故应放在阴凉处。如能放置在冰箱里则更佳，可防变质。如遇冬令气温连日回升，可隔水高温蒸烊，但忌直接将膏锅置炉火上烧烊，这样会导致裂锅和焦底。膏滋药蒸烊后，应启盖待完全冷却，然后再将盖子盖好。因为盖子里每一滴蒸气水滴，落在膏面上，过了几天，就会出现一个灰绿色的霉点。当每天取用膏滋药时，不要每次更换一只汤匙去掏，以免每天将水分带进罐里，促使发霉变

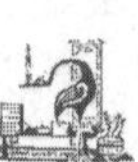

质。因此，应该放一只固定的汤匙在罐里。上述这些注意事项，医生必须详细地向病人一一交待清楚，以保证膏滋药的安全服用。

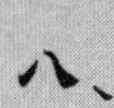

八、中医膏方（膏滋药）处方应具备的特色

1. 充分体现中医辨证论治和理、法、方、药的传统特色

要用中医的基本理论进行辨证分析和指导临床实践，而不是罗列一些症状，写一个处方，敷衍了事。当然并不提倡写洋洋大观的空头理论，而是要求理论与实践相结合，体现中医理、法、方、药的一致性和完整性。

2. 充分体现中医重视文学、书法的传统特色

老一辈中医，例如已故上海中医学院院长程门雪、黄文东教授，在这方面都非常重视，并有很深厚的造诣。程老过去用红色的折叠式方笺开膏滋方，无论从医理、文学、书法、金石等方面，都非常讲究。上海国画界耆宿王个簃先生对程老的诗、书、画，曾有“境界高雅，时手鲜有其匹”的评价。因此，一份上好的膏方医案，不仅是一个医案，实际上也是一帧艺术品。虽然我们现在不一定都能做到这样，但是作为一个中医师，应该提高医案的文字书写质量。而对广大中青年中医师来说，似乎尤其应该从这方面加以努力。

3. 充分体现中医美好医德的传统特色

在询问病史、辨证处方以及交待医嘱时，要求做到

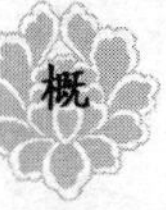

对病员关心体贴，态度和蔼可亲。病员有的体质虚弱，诸病迭起；或药石乱投，盲目进补；或所欲不遂，情绪抑郁；或消极悲观，丧失信心等，医生都应从思想上耐心细致地加以关注。并在服用补品、饮食、起居和精神调摄等各方面，给予热情的指导帮助，使病员能满怀信心和愉快地接受膏滋药的调补治疗。

总之，膏方在中国医药学宝库中，占有重要地位，颇受群众欢迎。上海中医学院附属龙华医院，为了发挥中医优势，发扬中医特色，于 1984 年冬恢复中医膏方门诊。开诊期间，就诊者踵趾相接，络绎不绝。近数年来，累计达上万人次。我在给予病员膏方诊治中，有年逾古稀的老人，渴望抗老延年；有豆蔻年华的少女，祈求青春常驻；有伉俪联袂同来，希望白首偕老；有子女伴同双亲就诊，祝愿椿萱长荣。不少病员服膏之后，效果良好，有的连续几个冬季来院预约登记膏方门诊（见膏方医案病例介绍）。相信随着国家工农业生产和经济的不断增长，人民生活水平的逐步提高，广大群众对健康投资必将有更高的需求，而具有中医传统特色的膏滋药，必将成为最受群众欢迎的补虚疗疾的剂型。因此，我们应该认真地总结和发扬这一传统经验，更好地为人民保健事业服务。

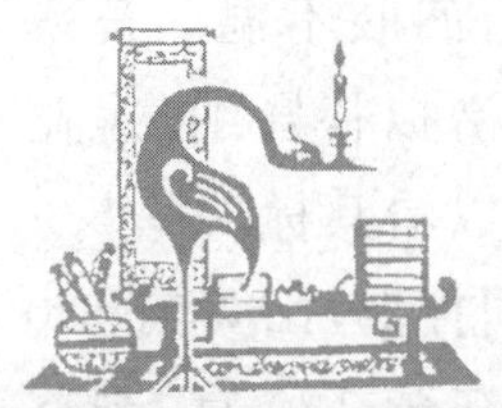

膏方案例

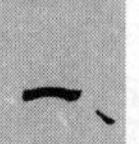

一、哮喘性支气管炎

庄××，男，75岁，退休职工。初诊：1986年11月8日。

开路方：咳喘三十余年。近来咳嗽痰多白沫，气急不能平卧，肢冷，脱肛，小便余沥不净。舌质紫，苔薄黄，脉弦滑数(132次/分)。先宜宣肃肺气，平喘化痰。射干麻黄汤加减。

处方：生麻黄6克，嫩射干9克，炙紫菀12克，炙款冬12克，制半夏9克，炙苏子9克(包)，炙地龙9克，鱼腥草30克，黄芩9克，石韦15克，蚕茧10只。7剂。

服上方后，咳喘渐平，已能高枕而卧，痰量亦减，精神困惫。上方加黄芪15克。续服7剂。

膏滋方：耄耋之年，脾肾亏虚，嗜烟日久，肺失宣肃，以致正气日益衰惫。暑令则疰夏发热，秋冬则咳嗽气急，迄今已三十余年。重阳以来，咳喘逐渐加剧，近旬气急不能平卧，动则喘息尤甚，咳嗽痰多呈泡沫状，剧咳时小便失禁，余沥不净，脱肛，大便干燥，四肢不温。苔薄黄，舌质瘀紫，有裂纹，脉小弦滑数。治拟补肾纳气，益气健脾以固其本，肃肺平喘，化痰止咳以治其标。

处方：大熟地 120 克、砂仁 30 克同拌捣，山萸肉 120 克，淮山药 120 克，仙灵脾 100 克，淡苁蓉 120 克，制首乌 120 克，川续断 120 克，核桃肉 120 克（打碎），五味子 80 克，蚕茧 80 克，炙黄芪 120 克，潞党参 120 克，当归身 120 克，炙升麻 100 克，软柴胡 120 克，生麻黄 80 克，炙地龙 150 克，炙紫菀 150 克，炙款冬 120 克，炙苏子 100 克，桑白皮 120 克，生南星 150 克，石韦 150 克，鹅管石 150 克，陈皮 80 克。

上药用清水隔宿浸泡，煎三汁，去渣取汁，文火浓缩。加鹿角胶 60 克，陈阿胶 120 克，用陈黄酒 250 克炖烊，加蜂蜜 500 克，乘热收膏。每早晚各服一匙，隔水蒸化。如遇感冒发热，伤食停滞，请暂停服用。服膏方期间，应忌莱菔、饮茶、虾蟹鱼腥以及生冷辛辣食品，必须戒烟。

复诊：1987 年 12 月 3 日。

膏滋方：去冬服膏方后，体质明显增强，半年未染感冒，暑天亦未疰夏。近来咳嗽痰多，夜间气急程度较轻，小便畅利，大便干燥。苔薄腻，脉弦滑。再予补肾纳气，健脾肃肺。

处方：大熟地 150 克，山萸肉 150 克，淮山药 200 克，仙灵脾 150 克，淡苁蓉 150 克，桑椹子 200 克，制首乌 200 克，核桃肉 200 克（打碎），柏子仁 200 克，潞党

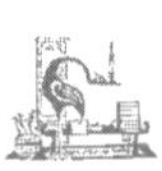

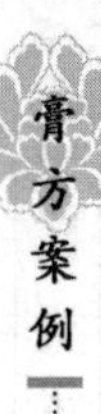

参 200 克，炙黄芪 200 克，当归身 200 克，五味子 100 克，炙紫菀 200 克，炙款冬 200 克，炙苏子 100 克，桑白皮 200 克，石韦 150 克，生麻黄 80 克，鹅管石 200 克，炙地龙 150 克，蚕茧 80 克。

1988 年 11 月 10 日又来膏方门诊。据述：今年仅白露时有一次感冒。平时咳喘甚平，快步时略有气急（方从略）。

配料及服法等医嘱，基本同前。从略。

评按：本案系哮喘性支气管炎。病史已达三十余年，病情逐年加重。症见气急动则尤甚，小便失禁，余沥不净，乃肾阳虚衰，气不摄纳之候；四肢不温，脱肛，乃脾运不健，中气下陷之征；咳嗽痰多白沫，乃肺失宣肃，痰浊壅盛之象。症属本虚标实，上盛下虚。先用开路方，射干麻黄汤加减，重点在治标。后用膏滋方，标本兼顾，扶正以祛邪。方中熟地、萸肉、山药、仙灵脾、苁蓉、首乌、川断、核桃肉、五味子等补肾纳气。患者畏寒，大便干燥，舌紫有裂纹，阴阳两虚，故温阳药宜选仙灵脾、苁蓉等温而不燥的柔剂，而不宜用附子、肉桂等温燥的刚剂，以免伤阴。根据我的临床经验，仙灵脾不仅能温补肾阳，且有较好的祛痰镇咳作用，阳虚咳喘患者，用之最宜。方中黄芪、党参、升麻、柴胡等以补中益气。麻黄、紫菀、款冬、苏子、桑白皮、鹅管石等以宣肃肺气，平喘止咳。麻黄之辛开配地龙之咸降，有利于肺金之开阖。两药均有扩张支气管平滑肌作用，配合同用，平喘作用十分显著。石韦之苦寒通利与蚕茧之甘温固涩相配，对老年小便不畅，淋沥不净，用之颇有灵验。石韦不仅能通

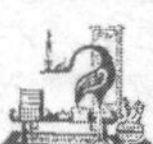

淋利尿,且具镇咳、祛痰、平喘作用。本人常用此药治疗慢性气管炎、支气管哮喘,效果颇佳。上述药物配伍的方法以及一药起多种作用,确实可以提高临床疗效。患者大便干燥,并非实热之症,切勿施用大黄、芒硝之攻下,免伤正气。除方中苁蓉、首乌、核桃肉等均有温润肠道作用外,糖料选用蜂蜜,既能润肠通便,又具润肺止嗽作用。蜂蜜含果糖、葡萄糖和多种微量元素,营养价值甚高,作为配料,可以提高膏方的进补效益。阿胶乃膏方中最常用的配料,因患者肾阳虚衰,故同时用鹿角胶以温补肾阳。本方用熟地、萸肉等滋腻之品以及两种荤胶,收膏后质地稠坚,非开水冲泡所能溶化,故需隔水蒸化服用。患者咳嗽气喘,故提出忌虾蟹鱼腥、生冷、辛辣食品和戒除烟嗜等医嘱。

上述膏方服完后,收效甚佳。患者体质增强,感冒减少,暑天亦不疰夏,宿恙发作明显减轻,平时咳喘甚平,仅快步时略有气急。

二、支气管哮喘

钱××,男,13岁,学生。初诊:1986年10月13日。

开路方:幼年即患哮证。无论何季均发。近半月来哮喘几乎持续发作,呼吸急促,咳呛甚剧,不能平卧,痰涎稠黏,不易咯出,喷嚏,流涕不止,额上出汗。舌尖红,质淡紫,苔黄腻,脉滑数(124次/分)。用强的松、氨茶碱

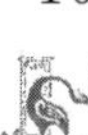

以及抗菌素等未能奏效。用舒喘灵喷雾剂，仅能暂时缓解。追问病史：哺乳期曾患奶癣。

体检：体温37.8℃，心率120次/分，呼吸36次/分，听诊两肺哮鸣音满布。

哮证宿疾多年，因外感风邪而诱发，痰浊壅肺，郁而化热。急则治其标，以救燃眉。先拟宣肺平喘，化痰祛邪。

处方：生麻黄4.5克，射干9克，炙地龙9克，炙紫菀12克，炙款冬12克，石韦15克，苍耳子9克，桑白皮15克，鱼腥草30克，黄芩9克，生南星9克。

上方起初3天，每天服2剂，各煎2汁，一昼夜分4次服完，同时服用氨茶碱。三天后寒热退清，喘息略减。改为每天煎服1剂，哮喘白昼缓解，夜间常发哮鸣，但程度减轻。一周后，原方去石韦、鱼腥草，加党参12克，仙灵脾12克。续服7剂。哮鸣、喷嚏等症状消失，略有咳嗽。又给予培补脾肾，养肺化痰之品，煎服7剂后，改用膏滋方调治。

膏滋方：哮证反复发作已九载。上月外邪引动宿疾而诱发，经服汤剂治疗，哮喘逐步缓解。刻诊：胸闷不舒，气短，活动即感气急，略有咳嗽，喉间有痰，畏寒肢冷，倦怠无力，面色少华，纳谷不香。脉小滑略数（90次/分），苔薄腻，舌质淡胖。哮证宿根深痼，肾阳式微，脾气亏虚，肺气耗伤，痰浊未清。治拟益肾温阳，补气健脾，宣肃肺气，化痰止咳。

处方：熟附块120克，川桂枝80克，仙灵脾200克，补骨脂150克，胡桃肉150克（打），五味子80克，紫河

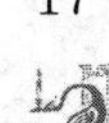

车80克，生晒人参50克，炙黄芪150克，白茯苓200克，炒白术150克，炙甘草100克，白果肉150克，大熟地150克，大麦冬150克，山萸肉150克，生麻黄100克，炙地龙100克，苍耳子100克，炙苏子150克，光杏仁120克，炙款冬150克，桑白皮120克，炒防风80克，粉丹皮100克，黄芩120克，陈皮100克，佛手干100克。

上方除生晒人参、紫河车外，余药均用清水隔宿浸透，煎三汁，去渣取汁，文火浓缩，加陈阿胶160克，打碎，用陈绍酒250克炖烊，加冰糖500克，于收膏时将生晒人参另煎浓汁冲入，紫河车研细粉调入膏中。每早晚各服一匙，隔水蒸化。如遇感冒发热，伤食停滞，请暂停服用。服膏方期间，防止闻吸异味尘烟。忌莱菔、饮茶、虾蟹鱼腥以及生冷辛辣食物。

1987年6月1日，由其母伴来就诊。据称：服膏滋方后，今春体质比往年好，曾患感冒亦未诱发哮证。近三天来，流涕喷嚏，咳嗽时略有气急，宿恙似有欲发之象。再给予初诊宣肺平喘，化痰祛邪之剂，连服7剂，咳嗽气急消失。以后给予河车大造丸10克，或左归丸10克，日服2次，两丸交替服用，以后哮证竟然未见复发。

复诊：1987年11月23日。

膏滋方：哮证九载，病根顽痼。去冬膏方进补，后又丸药调理，近一年来，喘息竟未发作。确非始料所及，实属可喜。体质逐渐强壮，身高骤增，已能正常参加学校活动，学习成绩上升。偶患感冒，虽见咳嗽痰多，亦未诱发哮证。但闻到异气怪味，常觉胸闷不舒。舌苔薄腻，脉象小滑。病情渐入坦境。再予培补脾肾为主，辅以养

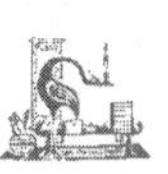

肺化痰之品，如能肾气渐充，脾气渐健，肺气渐固，则根治有望矣。

处方：仙灵脾 200 克，补骨脂 150 克，巴戟天 150 克，胡桃肉 150 克（打），五味子 80 克，紫河车 80 克，大熟地 150 克，山萸肉 150 克，淮山药 150 克，制黄精 150 克，炙黄芪 150 克，潞党参 150 克，白茯苓 200 克，炒白术 150 克，炙甘草 100 克，生麻黄 60 克，炙地龙 100 克，苍耳子 80 克，炙款冬 150 克，粉丹皮 100 克，陈皮 100 克，六神曲 150 克。

1988 年 11 月 17 日又来膏方门诊，据告：一年来未发哮喘，体格较健，并能参加学校各项体育活动（方从略）。

配料、服法及医嘱等，基本同前。从略。

评按：本案乃支气管哮喘，中医属哮证范围。病史已达 9 年，宿根顽痼，反复发作，久治不愈。本证虽有冷哮、热哮之分，但在临床上难以截然划分。或先属冷哮，后因痰浊内蕴而转化为热；或本体虚寒而邪气实热，可见纯寒不热或纯热不寒者，并不多见。因此，在遣方用药时，理应虚实兼顾，温凉并用。本案就诊时哮证发作半月，痰稠，发热，舌红苔黄，病邪已从热化，故既用麻黄、紫菀、款冬之辛温以宣肃肺气化痰平喘，又用桑白皮、鱼腥草、黄芩之苦（甘）寒以泻肺清热平喘。此时偏于攻邪治实。经服开路药治疗后，哮证缓解，但见动则气急，畏寒肢冷，倦怠纳少，舌质淡胖等脾肾虚寒之象，故膏方以温肾补脾益气为主，稍佐宣肃肺气，清化痰热。处方由金匮肾气丸、参脉饮、玉屏风散、四君子汤、定喘

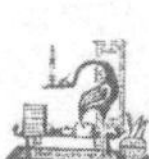

汤等综合组成。膏方重点着眼于益肾固本。由于患者哺乳期患奶癣，四岁时患哮证，《临证指南医案》称之谓“幼稚天哮”，与肾气亏虚有密切关系。特别是患者正将进入发育时期，经过调理治疗后，如肾气渐充，故有根治的希望。方中除选用附子、仙灵脾、补骨脂、胡桃肉、熟地、萸肉等以补肾温阳外，选用一味紫河车，此乃血肉有情之品，既能大补肾藏精气，又能增进免疫功能，从而加强机体抗病能力，且有较好的抗过敏作用。长期以来，我喜用此药来治疗支气管哮喘，效果甚佳。本案服膏方后，哮证所以不发，确与抓住其身体发育阶段，重用补肾固本法有关。本证患者，多属过敏体质，因此，还应用抗过敏的药物，贯彻始终，亦有利于控制或减少其发作。膏方中苍耳子、桂枝、防风、牡丹皮等均可选用。

三、支气管扩张咯血

何××，女，38 岁，教师。初诊：1986 年 12 月 3 日。

开路方：反复咯血已将十载。痰中夹血，甚则大量咯血。今年先后咯血 7～8 次，有时经月不止。常服安络血、紫珠草溶液、维生素 K_3 以及注射抗菌素等。平时咳痰不多，感邪则痰量剧增。近月来痰中带血，血色鲜红紫暗相兼。口干咽燥，大便干结二三天一行。神疲乏力，气短，腰酸耳鸣，情绪急躁，胸痛。舌质红，苔薄黄，脉弦细数。外院曾作支气管造影检查，确诊支气管扩张。童年曾有百日咳及肺结核史。治拟滋肾清肺，凉血

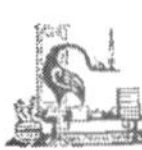

化瘀。

处方:大生地15克,京玄参12克,野百合15克,制川军9克,生地榆30克,生蒲黄15克(包),白茅根30克,鱼腥草30克,桔梗4.5克,桑白皮15克,炙百部12克,黛蛤散15克(包),参三七粉6克、分2次吞服。7剂。

上方服后,咳血渐减,近二日来痰血消失。大便略溏,每日2次。口干咽燥,减而未除,仍觉乏力,腰酸,耳鸣。原方去茅根、参三七粉,加太子参15克,制川军减为6克,生地榆减为15克。续服7剂。

膏滋方:肺阴素虚,燥热伤络,以致反复咯血,迁延十载,金水同源,日久殃及肾阴,肠道失润,故见神疲气短,情绪烦躁,腰酸耳鸣,口干咽燥,大便干结,胸膺牵痛等症。舌质红,苔薄黄,脉弦细数。症属缠绵,图治匪易。治拟滋肾阴以潜虚阳,清燥热以宁肺络,佐以凉血化瘀,润肠通便。

处方:生熟地各150克,山萸肉150克,淮山药150克,京玄参120克,炙龟甲150克,五味子80克,生晒人参50克,大麦冬150克,北沙参150克,野百合150克,旱莲草200克,枸杞子150克,甜苁蓉200克,桑椹子200克,生首乌150克,胡桃肉200克(打碎),桃杏仁各120克,仙鹤草200克,生蒲黄200克(包),鱼腥草200克,桑白皮150克,地骨皮150克,炙百部120克,茅芦根各200克,参三七粉50克,灵磁石300克,佛手干100克。

上药除生晒人参、参三七粉外,余药用清水隔宿浸

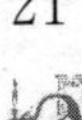

透，煎三汁，过滤去渣取汁，文火浓缩，加陈阿胶200克，打碎，加陈黄酒300克炖烊，蜂蜜600克，于收膏时，将生晒人参另煎浓汁及参三七粉同时冲入膏中，缓缓调匀收膏。每早晚各服一匙，隔水蒸化。如遇感冒发热，伤食停滞，请暂停服用。服膏方期间，忌莱菔、饮茶、酗酒、吸烟以及辛辣刺激性食物。保持情绪安逸，避免激怒忧郁。

复诊：1987年3月31日。

去岁服用膏方之后，精神较振，腰酸、耳鸣、气短等症明显减轻，大便正常。近三月来，仅有一次感冒咳嗽，痰中带有少量血丝，二天后即止。苔薄腻，舌尖红，脉弦细。治拟益肾润肺，补气养血。

处方：生熟地各12克，山萸肉12克，野百合15克，大麦冬12克，北沙参15克，太子参15克，仙鹤草30克，桑白皮15克，桃杏仁各9克，当归12克，赤白芍各15克，桑椹子15克。

服上方的同时，嘱其每日清晨用藕粉20克，蜂蜜1汤匙，滚开水冲服。前方加减，调治八个月，仅有一次少量痰血，二三天即止。近半年多来，咯血未见复发。

评按：支气管扩张咯血，属中医血证。多见反复发作，缠绵难愈，成为终身之累，大咯血甚至危及生命。此症一般肺阴亏耗，但日久肺肾俱虚。根据临床经验，归纳为以下数法：

1. 清肺　肺有燥热。常选用桑白皮、杏仁、沙参、茅根等以清肺润燥。

2. 养阴　肺阴受灼。常选用鲜沙参、天冬、麦冬、百

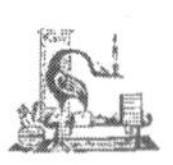

合、阿胶等以滋养肺阴。

3. 清火　阴虚火旺。常选用黛蛤散、知母、龙胆草、大黄、鲜竹叶、黄连等以清肝泻火。

4. 滋肾　肺肾阴亏。常用生地、熟地、玄参、龟甲、阿胶等以滋养肾阴为主。

上述各法,乃一般步骤,临床时可以据情与凉营化瘀、益气摄血等法配合使用。

本例反复咯血,迁延十年之久,每季均发,甚至一月数发。初诊时正值咯血兼有腰酸、耳鸣、急躁、便干等肺肾阴虚火旺症状。开路方中用生地、玄参、百合等滋养肺肾,用制川军泻火通便,咯血而兼便秘者,用之最佳,盖肺与大肠相表里,清肠即所以泻肺,使气火下降,可以达到宁络化瘀止血作用。鱼腥草不仅能清热消炎,且有很好的止血、止咳、镇痛作用。本品新鲜时有鱼腥味,但干药煎煮时,却有芳香之气,故可放心使用。一般认为生蒲黄、生地榆用以化瘀,蒲黄炭、地榆炭用以止血,其实不然。根据实验及临床经验证明,生蒲黄、生地榆不仅能化瘀,且其止血作用,亦大大优于蒲黄炭、地榆炭。服药7剂,痰血消失,大便略溏,故将川军、地榆减量,加太子参继续服7剂。

基于肺肾同源,金水相生的理论,膏方中确定补益肝肾以治其本,选用生熟地、山萸肉、淮山药、京玄参、炙龟甲、北沙参、麦冬、百合等。方中生晒人参大补元气,即血脱益气之意。活血化瘀清热以治其标,选用桃仁、生蒲黄、参三七、鱼腥草、桑白皮、地骨皮、茅芦根等。患者大便干燥,在膏滋方中,尽量避免用大黄之攻伐,故选

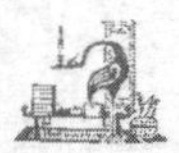

用甜苁蓉、桑椹子、生首乌、胡桃肉等益肾润肠之品，较为适宜。在配料中阿胶、蜂蜜均用较大剂量，前者补肾益肺，且有止血作用，后者养肺滋燥，又能润肠通便。

服膏滋方后，痰血明显减少，症状均有改善。继续用益肾润肺，补气养血之剂调治。再嘱其每天服用藕粉，具有清肺和胃，养阴止血作用，可用于呼吸道或上消化道出血，是一种行之有效的食疗方法，长期服用，必有裨益。经过治疗，半年多来咯血未见复发，精神日振，面色华润，腰酸胸痛等症消失，基本恢复健康。

四、病毒性心肌炎后遗症

于××，男，54 岁，营业员。初诊：1984 年 12 月 12 日。

开路方：病毒性心肌炎后遗症史已七年。现觉心悸怔忡，胸膺闷痛，畏寒，神疲，气短，面色少华，尿少，下肢浮肿。脉沉细结代，舌质淡紫。心率 88 次/分，早搏 6～7 次/分。三天前外院作心电图检查，显示心肌损害，室性早搏。先拟温阳益气，活血化瘀。

处方：熟附子 9 克（先煎 20 分钟），云茯苓 15 克，炒白术 15 克，大白芍 15 克，川桂枝 4.5 克，生姜皮 4.5 克，炙黄芪 15 克，炙甘草 9 克，茶树根 30 克，见肿消 15 克，紫丹参 30 克。

服上方 5 剂，下肢浮肿未见明显减退，畏寒、神疲未除，心悸怔忡略有好转。苔脉如前。心率 86 次/分，早搏 5～6 次/分。再守原方加减。

处方:熟附子 15 克(先煎 1 小时),猪茯苓各 15 克,炒白术 15 克,赤白芍各 15 克,川桂枝 9 克,生姜皮 6 克,炙黄芪 30 克,茶树根 30 克,见肿消 30 克,丹参 30 克,杜红花 6 克。

上方服完 7 剂,尿量增多,下肢浮肿减退,畏寒心悸等症亦见好转。心率 80 次/分,早搏 2～3 次/分。原方续服 7 剂。

膏滋方:素体亏虚,卫阳不固,反复感邪,累及心肺。症见心悸怔忡,胸闷气短,畏寒自汗,神情倦惫,面容憔悴少华,腰酸膝冷,尿量短少,下肢浮肿,按之指印凹陷不起。脉沉细弦、结代,舌质淡胖紫。症属心气亏虚,肾阳式微,水瘀交错,胸阳痹阻,乃本虚标实之候也。治拟温阳益气以治本,祛瘀利水以治标。

处方:熟附子 200 克,川桂枝 100 克,猪茯苓各 200 克,生白术 150 克,淡姜皮 80 克,红参 80 克,炙黄芪 200 克,炙甘草 80 克,大白芍 150 克,紫丹参 200 克,茶树根 200 克,见肿消 200 克,全当归 150 克,杜红花 80 克,薤白头 150 克,瓜蒌皮 150 克,广郁金 150 克,生蒲黄 150 克(包),辰麦冬 150 克,淮小麦 300 克,大枣 150 克,桑寄生 150 克,仙灵脾 150 克,川续断 150 克,枸杞子 150 克,煅龙牡各 300 克。

上药除红参外,余药用清水隔宿浸泡,煎三汁,去渣取汁,文火浓缩,加鹿角胶 60 克,陈阿胶 120 克,用陈黄酒 300 克炖烊,冰糖 500 克,于收膏时,将红参另煎浓汁,同时冲入膏中,缓缓调匀收膏。每早晚各服 1 匙,开

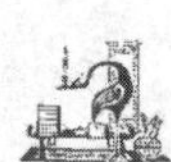

水冲饮。服膏方期间，须注意气候变化，尽量避免感冒。如遇外感发热，伤食停滞，请暂停服用。忌莱菔、饮茶、咖啡，进低盐饮食。

1985 年 2 月 11 目来诊，膏方服完后，心悸怔忡、胸闷、气短、畏寒等症，明显减轻，自汗已止，尿量增多，下午尚觉足背肿胀。脉弦细、结代，舌质淡胖，再予温阳益气，养心安神。

处方：熟附子 9 克（先煎 20 分钟），潞党参 15 克，炙黄芪 15 克，炒白术 12 克，猪茯苓各 15 克，炙甘草 9 克，淮小麦 30 克，大枣 9 克，茶树根 30 克，紫丹参 15 克，酸枣仁 9 克。

另生晒人参 5 克，加水浸泡，隔水蒸软，于清晨空腹连汁带渣服用。

上方加减，服 70 剂，心悸、胸闷、浮肿等症消失，畏寒亦减，精神振作。脉弦细，无结代，苔薄腻，舌质淡微胖。复查心电图正常。

评按：病毒性心肌炎，初起多由病毒邪气侵犯心肌所致。本病急性阶段，先以祛邪为主，兼顾其虚，待邪祛之后，转以扶正调治。进入慢性阶段，由于病程漫长，或反复感染病毒，导致正气受伤，大致可以出现两种不同情况。即阳气亏虚与气阴不足。阳气亏虚者治以温阳益气，镇心安神；气阴不足者法当益气养阴，化瘀通脉。

本例病毒性心肌炎后遗症史，已有七年之久，出现心悸，胸痛，畏寒，膝冷，浮肿，脉沉细结代，舌质淡紫等一派肾阳虚衰，心气亏耗，水瘀交阻之象。先服温阳益

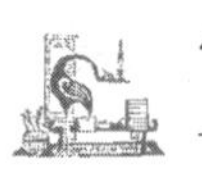

气，活血化瘀之开路药 5 剂，其效不显。后在原方基础上，重用熟附子 15 克，黄芪 30 克，桂枝 9 克，以加强温阳益气之力，参入化瘀利水之品，服药 7 剂，初见成效。

后以膏滋方进行调治。方用熟附子、桂枝、红参、黄芪、茯苓、白术等以温阳益气；丹参、当归、红花、生蒲黄等以活血化瘀；炙甘草、淮小麦、大枣、茶树根、麦冬等以养心安神；桑寄生、仙灵脾、川断、枸杞子等以补益肝肾；薤白头、瓜蒌、郁金等以通阳宣痹；白芍、煅龙牡以酸涩止汗。配料并用鹿角胶、阿胶以温阳补阴。并嘱其避免感冒，进低盐饮食，以有利于病情稳定和消退水肿。经过上述方法治疗，患者主要症状消失，复查心电图正常，取得显著疗效。

以上分析，尚属肤浅。根据临床积累的经验，可作进一步探讨。心肌炎后遗症偏于阳虚水肿者，用一般利尿剂退肿，不易见效。可以重用附子、黄芪配见肿消，温阳益气利尿作用甚佳。而茶树根性苦平，有强心利尿作用，我常用本品治疗冠心病、心肌炎后遗症等所致的心律不齐，颇有效验。附子含乌头碱，汤剂每日用 15 克，剂量较大，故须先煎一小时，以降低其毒性。因煎膏时间较长，故膏方中附子，不必要求先煎。

治疗心肌炎后遗症，无论偏于阳气衰惫，或气阴亏虚，均须补益心气，常用药物为党参、黄芪，必要时可用生晒人参、红参，以改善心脏功能，增加心肌血流量，且能调节机体免疫功能。鉴于本病多夹瘀血，因此，在运用补法时，以灵动流通为要，切忌过分腻补。补气常与通阳活血化瘀同用，可选用桂枝、瓜蒌、丹参、红花、生蒲

黄等效果较好的药物，这些药物，均具有增加冠脉血流量的作用。

五、风湿性关节炎

林××，男，64岁，退休工人。初诊：1984年12月10日。

开路方：患风湿病已十余年。经常发作于感冒之时。曾多次用抗菌素、激素以及阿司匹林等西药治疗。半月前咽痛，恶寒发热(38.8℃)，伴四肢关节疼痛。现低热逗留，咽喉充血疼痛，四肢及腰膝酸痛，尤以两膝关节红肿疼痛为甚，手足不温，神疲乏力，面色少华，胃中不舒。舌质淡胖，尖红，脉细数。体温37.6℃，心率92次/分，红细胞320万/立方毫米，血色素8.5克%，白细胞10500/立方毫米，中性78%，红细胞沉降率89毫米/小时，抗"O"1250单位。治拟温经通络，清热祛风。

处方：川桂枝9克，制川乌9克(先煎20分钟)，赤白芍各15克，肥知母15克，板蓝根30克，大生地30克，菝葜30克，生苡仁30克，嫩桑枝30克，生甘草6克，煅瓦楞30克。7剂。

服上方同时仍按原剂量服阿司匹林，每次1克，日服4次。一周后，苔脉如前，体温37.2℃，心率88次/分。

处方：原方加炙黄芪15克。阿司匹林减为每次0.75克，日服4次。

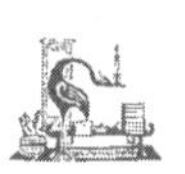

上方7剂服完后，低热退清，咽痛、关节肿痛续见减轻。复查白细胞8900/立方毫米，红细胞沉降率48毫米/小时。患者原系门诊一般病人，后因服煎药见效，故要求给予膏方调治。

膏滋方：素体气阴亏虚，表卫不固，风寒湿热之邪，由表入里，留恋于经络关节，久则正气益亏，督脉空虚，而邪气羁滞，以致病情缠绵，反复难愈也。症见精神困倦，肢体荏弱无力，面色少华，手足不温，四肢关节酸痛，两膝红肿疼痛尤甚，低热逗留，咽喉疼痛充血。经服温经通络，清热祛风之剂，各症已见减轻。症属虚实夹杂，寒热交错。治拟温督补肾，益气活血，清热通络，以冀合拍奏功。

处方：鹿角粉50克，淡苁蓉120克，巴戟天150克，厚杜仲150克，仙灵脾150克，大生地400克，炙黄芪200克，潞党参150克，川桂枝120克，制川乌150克，赤白芍各150克，肥知母200克，川黄柏100克，菝葜200克，板蓝根200克，生苡仁200克，忍冬藤200克，嫩桑枝200克，紫丹参150克，全当归150克，杜红花80克，生甘草100克，生姜50克，大枣150克，煅瓦楞300克。

鹿角粉于收膏时冲入调匀。煎法、服法及有关医嘱等，均按一般处理。从略。

服膏方期间，阿司匹林继续减量，每次0.5克，日服4次。膏方服完后，四肢、腰膝关节疼痛、咽痛、胃中不舒等症消失，膝关节红肿亦除。面色转华，精神振作。体温36.7℃，心率82次/分，红细胞360万/立方毫米，血色素9.4克%，白细胞7400/立方毫米，红细胞沉降率

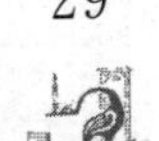

24毫米/小时，抗"O"500单位。

接着又服煎药30剂调治，停服阿司匹林。再予调治两个月后，关节疼痛等症状未发，各种检验数值，均在正常范围。

按评：风湿性关节炎，属中医"痹证"。临床上常以风、寒、湿邪之偏胜，痛处游走不定，痛有定处，疼痛重着之不同特征，而分为行痹、痛痹、着痹，并对关节红肿疼痛者，称为热痹。就临床所见，痹证的病机及其症状，并非如此刻板，而是错综复杂的。即以林案为例，既见咽痛，发热，膝关节红肿疼痛之热象，又见神疲，面萎，手足不温之寒象。实践证明，痹证之属于纯热或纯寒的，是比较少见的。因此，立法处方，也必须立足于寒温并用，方能切合病情，取得良效。但应根据寒热偏胜的不同情况，调整方中温经清热之偏重。开路方用桂枝、制川乌之辛温以温经散寒通络；知母、板蓝根、桑枝、生苡仁、生甘草以清热祛风化湿。其中生地用量较大，能清经络之燥热，含激素样成分，有较强的抗风湿作用，菝葜功能利水退肿，与生地相配，治疗风湿活动，尤为适宜。患者胃中不舒，与服阿司匹林有关，故用煅瓦楞以和胃制酸。上述处方，乃从《金匮要略》桂枝芍药知母汤脱胎而来。在患者服用西药半个月风湿未见控制的情况下，服上方7剂，症状减轻，加黄芪又服7剂，同时西药减量，低热退清，关节红肿续减，血沉下降。这两次处方的特点是寒热并用，均以治标为主。

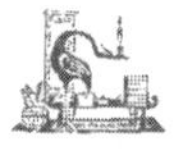

在开路方初见成效的基础上，给予膏方调治。从原先以治标为主，转为标本兼顾，即既补虚又祛邪。患者

痹证十余年，年事已高，肾督亏虚。故见腰膝酸痛。方中鹿角、苁蓉、巴戟、杜仲、仙灵脾等温肾补督，乃治本之要着；黄芪、党参、丹参、当归、白芍等益气养血；桂枝、川乌、生姜等温经祛风散寒；知母、黄柏、板蓝根、忍冬藤、生甘草、赤芍、红花、生苡仁、嫩桑枝等清热活血化湿；生地、菝葜相配以加强抗风湿，消肿痛之力。在服膏方期间，减少西药用量，关节肿痛、咽痛、胃中不舒等症消失，血沉降至 24 毫米/小时。后又用原法煎药调治，停服西药，调治两个月后，症状全部消失，红细胞沉降率降至 15 毫米/小时，健康情况显著进步，痹证终获全愈。

六、高血压

侯××，男，57 岁，个体劳动者。初诊：1986 年 11 月 27 日。

开路方：眩晕，脑鸣，视线模糊，烦劳后偏右头痛，白昼精神困倦，夜间兴奋不寐，情绪急躁，激动时则面红耳赤，口干，腰膝酸软无力，颈项板滞，手指麻木，大便偏干，体态丰满（身高 170cm，体重 78kg）。平素喜食甘肥之品。已有高血压病史三年余。现测血压 180/105mmHg。上月检查甘油三酯 320 毫克%。长期服用复降片，每服 1 片，日服 3 次，以及其他降血脂药物。脉弦，舌质胖，尖红，苔薄腻。治拟滋水涵木，平肝潜阳。

处方：大生地 12 克，山萸肉 9 克，粉丹皮 9 克，枸杞

子15克，杭白菊9克，明天麻6克，嫩钩藤30克，桑寄生15克，厚杜仲12克，牛膝12克，生石决30克(先煎)，大川芎9克。7剂。

上方连服14剂，仍按原剂量服用复降片。血压160/100mmHg。眩晕、头痛、面部升火等症均减，睡眠由原来4小时，增加到5～6小时。

膏滋方：思虑劳伤过度，肾阴亏虚，恣食甘肥之品，痰火内蕴，日久水亏不能涵木，肝阳升腾，病斯发矣。症见眩晕，脑鸣，头痛，视力模糊，脉弦，乃肝阳上扰之征；夜间兴奋不寐，急躁易怒，舌红，为心火亢盛之象；腰膝酸软，口干，神疲，大便干燥，属肾阴亏耗之候。治拟滋肾水以涵木，清心火以安神，即壮水制阳之旨也。

处方：大生地150克，山萸肉100克，淮山药150克，辰茯神150克，粉丹皮150克，福泽泻150克，枸杞子150克，杭菊花120克，明天麻100克，嫩钩藤150克，桑寄生150克，厚杜仲120克，川牛膝120克，生石决200克，益母草120克，淡黄芩100克，川黄连60克，夜交藤150克，炒枣仁100克，大川芎100克，粉葛根150克，生槐花80克，生山楂100克，生首乌150克，全瓜蒌150克，柏子仁120克。

配料用阿胶100克，冰糖300克。忌莱菔、浓茶、咖啡及辛辣刺激性食品。吃低盐、低糖、低脂饮食，戒烟酒。适当参加体育活动。保持心境愉悦，避免烦恼、激怒。煎法、服法等，按一般常规处理。

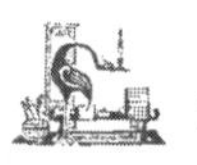

1987年2月9日来院复诊。膏滋药已服完。脑鸣、手指麻木消失。眩晕，面部升火，颈项板滞，腰膝酸软等

症明显减轻。虽然正值严冬季节，但血压仍有下降趋势。现测血压156/94mmHg。甘油三酯195毫克%。复降片已减为每服1片，日服2次。脉弦，苔薄腻，舌尖红。再予滋肾柔肝，息风潜阳。

处方：大生地12克，山萸肉9克，粉丹皮9克，枸杞子15克，明天麻6克，嫩钩藤15克，桑寄生15克，牛膝12克，大川芎9克，生槐米15克，瓜蒌皮15克。

上方加减，调治三个月后，血压平稳。于同年5月11日复诊，测量血压150/88mmHg。上月验血：甘油三酯168毫克%。复降片已减为每天服1片。患者能遵照医嘱安排生活及饮食，体重已降至73.5公斤。

处方：杞菊地黄丸250克，每服6克，日服2次。首乌片200片，每服5片，日服3次。

1987年12月10日复诊。近一年来，眩晕、脑鸣，情绪急躁，腰膝酸软无力等症已明显减轻。大便正常，夜寐较安。颈项板滞，手指麻木均消失。体重续降至70.5kg。入冬以来，血压仍较平稳。现测血压156/88mmHg。夏秋两季已停服复降片，近月来始恢复服复降片，每日1片。脉弦细，苔薄腻。再予膏滋方调治。

处方：大生地150克，山萸肉100克，淮山药150克，粉丹皮120克，福泽泻150克，枸杞子150克，杭菊花120克，楮实子150克，明天麻100克，嫩钩藤150克，桑寄生150克，厚杜仲120克，川牛膝120克，潼白蒺藜各150克，生槐花120克，生山楂100克，生首乌150克，瓜蒌皮150克，虎杖150克，川黄连60克，粉葛根150

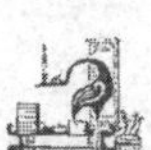

克，决明子120克，益母草150克，生石决200克。

配料、煎法、服法等同前。

评按：本例患者，乃服装行业个体户。高血压三年余，伴高血脂。由于终年操持经营，曲运心机，以致神耗精损；复因嗜食甘肥，痰火内蕴，灼伤阴液，以致水亏火旺，故见一派肝阳升腾，心火上炎之症。治疗重点在于心、肝、肾三脏，即益肾、平肝、清心为主。故处方用杞菊地黄丸以补益肾阴，清肝明目；天麻钩藤饮加减以平肝潜阳，养心安神。患者兼有颈项板滞，手指麻木，乃肝风入络之症，故配以重镇之品。

余治高血压，除根据中医理论进行辨证用药外，同时重视辨证与辨病紧密结合，使临床疗效明显提高。处方中桑寄生、杜仲、黄连、黄芩、泽泻、葛根、生山楂、益母草、菊花、川芎、决明子等药，既是益肾平肝，清心化瘀之品，又有明显的降血压作用，其中桑寄生、生山楂、泽泻等，还具有降低血脂或改善血管硬化程度的效果。余常喜用葛根治疗高血压兼见颈项板滞，牵强疼痛，颇有良效。方中生槐花、瓜蒌皮、何首乌、虎杖等，亦有改善血管硬化和降低血脂的作用。患者血脂较高，体质肥胖，故在配料中，压缩阿胶及冰糖的用量。并嘱其吃三低——低盐、低糖、低脂饮食。由于患者能积极配合治疗，执行医嘱所提出的要求，经过一年余的调治，在减服和停服降压西药的情况下，阴虚阳亢的症候群明显改善，睡眠较安，颈项板滞、手指麻木等症消失，血压、血脂、体重亦均明显下降。

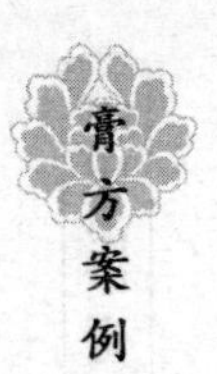

七、萎缩性胃炎

邢××，男，41岁，采购员。初诊：1986年11月22日。

开路方：食后胃脘饱胀，窒闷不舒，嗳气，偶有隐痛，食欲不振，已有3年左右。每因情绪紧张、劳累而症状加重，进食酸味，胃中反觉舒适。近年来逐渐消瘦。精神困倦，面色少华，情绪苦闷，烦躁，心中有懊憹之感，梦扰纷纭，口干，头晕，腰酸，常有遗精。舌质胖，尖红，苔薄腻，脉弦。治拟益气养阴，疏肝和胃。

处方：太子参12克，炙甘草6克，北沙参15克，天门冬15克，广郁金9克，川楝子12克，枳壳9克，炙乌梅4.5克，生山楂9克，赤白芍各15克，紫丹参15克，炒枣仁9克。7剂。

服上方7剂，症状未见明显减轻，胃脘饱胀，不思饮食等症，基本如前，大便干燥，隔日一行。再从原方加减。

处方：太子参15克，北沙参15克，天门冬15克，炙乌梅6克，生山楂15克，川楝子12克，枳实12克，制大黄6克，全瓜蒌15克，紫丹参15克，赤白芍各15克，佛手干9克。7剂。

上方服完后，胃脘饱胀、窒闷等症，明显好转，隐痛消失，口干已减，胃纳已增，大便已润。惟头晕、神疲依然如故。半月来曾有一次遗精。苔脉如前。再守原意。

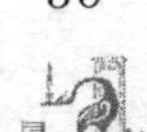

处方：原方加枸杞子12克，明天麻9克。去天门冬、枳实。7剂。

膏滋方：素嗜杯中物，酒热伤胃。复因操劳过度，肝失疏泄，气机郁滞，中焦运化受阻，以致食后胃脘饱胀，窒闷不舒，隐隐作痛，不思纳谷。病延三载，气阴日耗，渐致形体消瘦，而见精神疲惫，头晕，口干，腰酸，遗精之症。日久心肾亏虚，肠道失润，故见烦躁，夜寐多梦，遗精，大便干燥之候。舌质胖，尖红，苔薄腻，脉弦。当从肝胃论治。以养阴和胃，疏肝理气，活血化瘀。

处方：西洋参30克，北沙参150克，太子参150克，川石斛150克，天门冬150克，大生地150克，山萸肉100克，淮山药200克，肥知母150克，枸杞子150克，明天麻80克，潼蒺藜150克，生首乌150克，桑椹子150克，全瓜蒌200克，石菖蒲100克，炒枣仁120克，紫丹参150克，川楝子150克，枳实120克，八月札200克，莪术150克，生山楂150克，炙乌梅80克，佛手干120克，金樱子150克，芡实150克。

上方除西洋参另煎浓汁外，余药隔宿浸泡，煎三汁，过滤，去渣取汁，微火浓缩。加阿胶160克，绍酒250克炖烊，加蜂蜜500克，冰糖200克，连同西洋参浓汁，于收膏时乘热冲入膏中，徐徐调匀。每早晚各服一匙，开水冲饮。如遇伤风、停食，请暂停服用。忌莱菔、烟、酒、咖啡、浓茶以及辛辣炙煿油煎食物。

1987年3月2日来院复诊：

经服膏方调补后，食后饱胀窒闷不舒，已明显减轻，隐痛消失，纳食较香，睡眠正常，头晕，腰酸，烦躁，口干

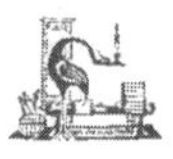

等症，均有改善，大便每天一次，略干，情绪亦较舒畅。近两月来，未曾遗精。苔薄腻，脉弦。再予益气养阴，和胃畅中。

处方：太子参 15 克，北沙参 12 克，天门冬 12 克，枸杞子 12 克，川楝子 12 克，枳实 12 克，生首乌 15 克，全瓜蒌 15 克，炙乌梅 6 克，生山楂 12 克，紫丹参 15 克。

上方加减，服药 80 余剂，病情稳定。食后饱胀窒闷等症，基本消失（仅在饮食过量时，出现饱胀）。胃纳颇佳，体重较半年前增加 2500 克。

1987 年 12 月 10 日复诊：

近一年来，胃脘饱胀、窒闷、隐痛等症，基本消失。偶因饮酒（患者经劝告后，已停服高浓度酒，但有时饮啤酒）、劳累、紧张而有小发，精神颇振，情绪亦佳。出差与家属久别时，偶有遗精。头晕，腰酸，失眠等症均减，大便偏干，每日 1 次。苔薄腻，舌质略红，脉小弦。再予膏滋调补。

处方：党参 150 克，太子参 150 克，北沙参 150 克，天门冬 120 克，淮山药 200 克，枸杞子 150 克，潼蒺藜 150 克，生首乌 150 克，桑椹子 150 克，桑寄生 150 克，明天麻 80 克，炙甘草 150 克，淮小麦 300 克，紫丹参 150 克，川楝子 120 克，枳实 120 克，八月札 200 克，莪术 150 克，生山楂 150 克，炙乌梅 80 克，佛手干 120 克，芡实 150 克。

配料、煎法、服法等同前。并劝导彻底戒酒。

1988 年 12 月 1 日复诊：

胃脘胀痛、窒闷等症状已消失。两年前体重仅

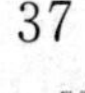

54kg，现升至60kg。胃镜复查印象：慢性浅表性胃炎。活检：肠腺上皮化生消失。再予膏滋调补(方从略)。

评按：本例胃脘饱胀、窒闷、隐痛已有三年。经胃镜检查印象：慢性中度萎缩性胃炎。胃黏膜活检病理检查发现：肠腺上皮化生。患者为商业战线采购员，经常出差奔波，饥饱不调，并有饮酒嗜好，以致伤及胃腑。同时，长期操心焦虑，肝失条达，气机郁滞，故见一系列胃脘饱胀隐痛，嗳气，烦躁不安等肝胃不和之症。《临证指南医案》指出："肝为起病之源，胃为传病之所"，确实符合临床实际。故本例亦从肝胃论治。开路方先用太子参、北沙参、天门冬等以清养胃阴；郁金、川楝子、枳壳等以疏肝理气；赤芍、丹参等以活血化瘀；萎缩性胃炎多见胃酸缺乏，患者进食酸味，胃中反舒，故加入炙乌梅、生山楂以资助胃酸。服完七剂后，患者症状未见改善，大便干燥，遂加入制川军、全瓜蒌以润肠通便，症状明显减轻。膏滋方仍着眼于肝胃二经，故用西洋参、石斛、天门冬、川楝子、枳实、八月札等以养胃疏肝。但患者烦躁、多梦、遗精，乃心肾亏虚，水火不济之象，故同时用生地、山萸肉、芡实、枣仁、菖蒲、丹参等以益肾固精，养心安神。患者大便干燥，在开路方中曾用过制大黄配以全瓜蒌，服后大便转润，其他症状亦有所改善。但膏滋方中应尽可能避免用大黄，因大黄性走泄，破气消积，用之不利于补益药物的消化吸收。而患者大便偏干，故选用生首乌、桑椹子等以润肠，兼能补益肝肾。配料中选用蜂蜜，既能养胃，又能加强润燥通便的作用。患者活检发现有肠腺上皮化生，故选用天门冬、八月札、莪术等养

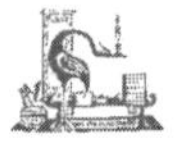

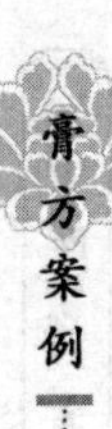

阴、疏肝、化瘀之品，这几味药，均有抗癌作用，用之可以预防恶变，并冀肠腺上皮化生消失。方中先后选用党参、太子参、西洋参等益气养阴药物，以增强免疫功能，亦有利于萎缩性胃炎趋向好转。通过抓住以肝胃不和为主的病机，采用养阴和胃，疏肝化瘀，补心益肾，资助胃酸等一方多法施治，并劝导病员避免情绪紧张烦恼，戒除饮酒嗜好，注意饮食柔软，尤其是医嘱中要求忌炙煿油煎食物，亦有利于防止恶变。通过一系列措施，终于使胃炎明显好转，肠腺上皮化生消失，身体素质增强，体重增加6kg，基本恢复健康。

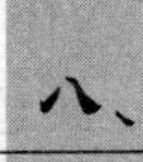

八、十二指肠球部溃疡

屈××，女，66岁。家庭妇女。初诊：1984年12月19日。

开路方：胃脘隐隐疼痛，反复扰人，已逾五载，嘈杂不舒，得食稍减，有时食后作胀，偶有烧灼感，嗳气泛酸，畏寒喜温，面色少华，纳少，便溏。舌质淡青，苔薄白，脉濡细。半年前钡餐摄片检查，诊断为“十二指肠球部溃疡”。长期服用猴菇菌片、钙铋镁、颅通定等中西药物。治拟温中益气，和胃降逆。

处方：炙黄芪12克，川桂枝4.5克，炙甘草6克，赤白芍各15克，制半夏9克，柴胡9克，制香附12克，炒枳壳9克，煅瓦楞30克，生姜2片，大枣5枚，饴糖30克，分2次冲入。7剂。

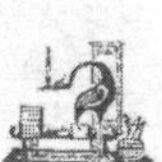

服上方后，胃脘隐痛减而未除，泛酸、烧灼感消失，大便仍溏。苔脉无变化。前法尚称合度，再予原方增删。

处方：炙黄芪12克，焦白术12克，川桂枝4.5克，炙甘草6克，赤白芍各15克，制半夏9克，炒枳壳9克，煅瓦楞30克，焦六曲15克，生姜2片，大枣5枚，饴糖30克，分2次冲入。7剂。

上方服完后，纳食略增，精神好转，烧灼感未见复发，胃痛续减，饥饿时偶有轻微泛酸，大便基本成形。续服原方7剂。

膏滋方：操持家政，劳心劳力。以致伤及脾胃，中阳不运，故见神疲，便溏，胃痛隐隐；脾气不升则食入作胀，胃气不降则嗳气泛酸；久则营气日亏，而见畏寒，面色少华之象。舌质淡青，苔薄白，脉象濡细。《临证指南医案》云："脾宜升则健，胃宜降则和"。治拟温运中阳，和降胃气，如能中阳健运，恢复其升清降浊之功能，庶可登上健康之途矣。

处方：红参60克，炙黄芪150克，潞党参120克，炒白术120克，云茯苓150克，淮山药150克，炙甘草80克，软柴胡100克，炙升麻80克，炒枳壳100克，川桂枝80克，荜茇80克，淡吴萸60克，紫苏梗120克，旋覆梗100克，大白芍150克，制半夏100克，陈皮100克，广木香100克，春砂仁60克，焦六曲150克，紫丹参150克，失笑散120克（包），煅瓦楞300克，生姜30克，大枣150克。

上药除红参外，余药用清水隔宿浸泡，煎三汁，去渣取汁，文火浓缩，加鹿角胶 80 克，用陈黄酒 200 克炖烊，饴糖 500 克，冰糖 300 克，于收膏时，将红参另煎浓汁，同时冲入膏中，缓缓调匀收膏。每早晚各服 1 匙，开水冲饮。服膏方期间，应注意保暖，避免受寒感冒。如遇外感、伤食等症，请暂停服用。忌莱菔、浓茶以及生冷饮食。

1985 年 2 月 25 日来诊，膏方已于一周前服完。据述：近二月来，平时无胃痛症状，偶因饮食过饱或受寒而小发，程度轻微，嗳气泛酸、嘈杂、烧灼感等症均消失，胃纳增加，大便成形，今冬畏寒明显减轻，面有华色，精神亦较前振作。苔薄腻，脉小滑。再予益气健脾和胃。

处方：炙黄芪 15 克，潞党参 12 克，大白术 12 克，云茯苓 15 克，炙甘草 6 克，淮山药 15 克，陈皮 9 克，制半夏 9 克，炒枳壳 9 克，煅瓦楞 15 克，生姜 2 片，大枣 5 枚。

上方加减调补半年，各症基本消失。于今夏盛暑季节时，嗜食冰西瓜及冷饮较多，曾一度引起胃痛，吃山芋(即地瓜)或乳腐，曾引起泛酸。平时胃痛泛酸等症状，均未复发。

以后每届冬令，即来找我诊治。仍以益气补脾和胃为治疗原则，继续服用膏滋方进行调补，胃痛未发，食欲正常，面色红润，身心愉悦，恢复健康。

评按：本例经摄片检查，确诊为十二指肠球部溃疡，属中医胃脘痛。患者胃痛反复发作，已逾五年之久，久治不愈，病情日益加重，体质日渐亏虚。溃疡病虽有偏于阴虚者，但以气虚者较为多见。患者既见胃痛伴有烧灼感之“热象”，又有畏寒喜温之寒象，辨证究应何所适

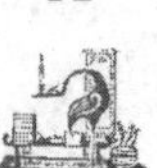

从？从临床实践来看，胃痛而有烧灼感，不一定都属热象。气虚不运或气失疏泄，胃酸过多，即可见此症。同时见嗳气泛酸，食入作胀，纳少便溏等症，均为脾气不运，胃气不降之象，故开路方用温中益气，和胃降逆法，处方则以黄芪建中汤加减。方中用黄芪、桂枝、炙甘草、柴胡、枳壳等益气升清温中之品，以鼓舞脾胃之气，调整升降之机。所以选用枳壳，正取其既有补气升清又有苦降理气的双向作用，有利于调整脾胃升降功能。所以不用枳实而用枳壳，二者均有益气升清作用，而枳实偏于破气，枳壳偏于理气，故以选用枳壳尤为相宜(关于枳实的论述，详见《便秘》)。方中用赤白芍配炙甘草酸甘缓急，养血化瘀以止痛；半夏、香附、煅瓦楞理气和胃制酸以止痛；生姜、大枣、饴糖温中运脾以止痛。服 7 剂后，大便基本成形，各症亦均好转。

膏滋方立法以甘温补益脾胃为主，故选用红参、党参、黄芪、炙甘草、白术、茯苓、山药、大枣等品。同时用柴胡、升麻、枳壳等与益气药相配，则鼓舞脾胃阳气的功能益著；方中桂枝、荜茇、吴萸、生姜、苏梗等温脾暖胃，半夏、旋覆、陈皮、木香、砂仁、瓦楞、神曲等理气和胃运脾；白芍、丹参、失笑散等养血化瘀。在配料中所以未选常用阿胶，因患者阴血亏虚之象不显，同时，阿胶滋腻难化，故选用鹿角胶之甘温助阳，饴糖之甘温补脾，则更为切合病情。

综观全方，可见治疗胃痛，必须把握“升降”之机，着重理顺脾升胃降的功能。同时，用药必须注意“灵通”二字，做到补而不滞。因此，虽见脾胃气虚，而用党参、黄

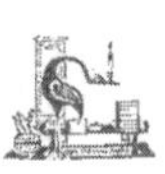

芪、白术、炙甘草之类以益气健脾，也配以陈皮、木香、半夏等灵动之品，以理气和胃。本例经过开路方及膏滋药等调补，胃痛、泛酸、嘈杂、畏寒等症消失，胃纳正常，面有华色，恢复健康。所惜患者系家庭妇女，医药及检查等项目，均需自费，不愿摄片复查，故未能进行治疗前后的对照比较。

九、慢性结肠炎

李××，女，62 岁，家庭妇女。初诊：1987 年 11 月 12 日。

开路方：生育七胎，素体亏虚。去年八月，因饮食不慎，满腹疼痛，吐泻交作。以后大便每日 2～4 次。近三月来，大便夹有黏冻，红白相间，质稀薄。粪检：无致病菌生长。大便前腹痛，便后痛减，肠鸣，腹胀，食欲不振，纳食甚少，面容消瘦少华，头晕，神疲乏力。据称：验血提示贫血，数值不详。情绪烦躁。手指关节肿大疼痛。外院镜检，诊断为慢性结肠炎。脉弦细，苔偏腻，舌质胖青紫。治拟益气健脾，抑肝清肠。

处方：潞党参 12 克，焦白术 12 克，云茯苓 15 克，炙甘草 6 克，大白芍 15 克，陈广皮 9 克，炒防风 9 克，焦楂曲各 12 克，炮姜 4.5 克，北秦皮 15 克，生地榆 15 克。

上方煎服 14 剂，大便次数仍有 2～3 次，质地转稠，偶呈软细条，黏冻较前减少，便前腹痛减轻，胃纳稍增。

膏滋方：去年夏秋之交，饮食不洁，食滞中阻，中焦

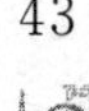

升降失常，吐泻交作。复因医治失当，以致脾胃受伤，而成缠绵之症。由于运化不健，肠道湿热交阻，故见大便日行多次，质稀，夹有红白黏冻；情绪烦躁，肝失疏泄，克犯中土，故见肠鸣腹痛作胀；胎产过多，哺育辛劳，复因脾失健运，气血生化乏源，故见面萎，形瘦，头晕，神疲；气血痹阻，故见舌质青紫，手指关节肿痛。治拟益气健脾以资助运化，柔肝清肠以止痛化湿。

处方：炙黄芪 150 克，潞党参 150 克，炒白术 150 克，云茯苓 150 克，淮山药 150 克，炒扁豆 150 克，炮姜 100 克，广木香 100 克，焦山楂 150 克，焦神曲 150 克，焦苡仁 150 克，陈广皮 100 克，佛手干 100 克，北秦皮 150 克，生地榆 150 克，炒防风 150 克，炒白芍 200 克，紫丹参 150 克，枸杞子 150 克，旱莲草 150 克，杜红花 60 克，鸡血藤 200 克，川桂枝 80 克。

配料、煎法、服法，均按一般常规处理。医嘱：宜低脂肪及低纤维素饮食，忌油煎、生冷等食物。

复诊：1988 年 12 月 22 日。去冬服膏滋药调补后，近一年来消化功能明显进步，平时腹痛消失，偶尔有轻微腹痛，大便成形，隔日一次，如每日一次，反感不适，黏冻已除，纳谷较香，精神亦振。往年暑天疰夏发热，今年盛暑，未有低热。劳累后尚觉头晕，有时睡眠不安。脉弦细，苔薄腻。再予补益气血，调理脾胃。

处方：炙黄芪 150 克，潞党参 150 克，炒白术 150 克，云茯苓 150 克，淮山药 150 克，炒扁豆 120 克，炮姜 100 克，广木香 100 克，陈广皮 100 克，炒防风 120 克，焦楂曲各 150 克，北秦皮 150 克，炒白芍 200 克，枸杞子

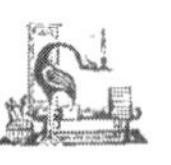

150克，炙甘草120克，淮小麦300克，大枣100克，佛手干120克，春砂仁60克，生苡仁150克，紫丹参150克，石菖蒲80克。

配料、煎法、服法及医嘱，基本同前。从略。

评述：本例先由饮食不洁，而致吐泻交作，乃急性胃肠炎，属中医“暴泻”、“呕吐”；后因调理失宜，而致腹泻缠绵不愈，大便夹有黏冻，乃慢性结肠炎，属中医“久泻”。《景岳全书》指出：“泄泻之本，无不由于脾胃”。故治疗本病，当以调理脾胃为主。本例所见症状，既有腹泻日久，纳少神疲，形瘦色萎等脾胃虚寒之象，又有大便夹有黏冻，红白相兼，苔腻等肠中湿热之症，综观全局，属于本虚标实，中寒下热。故治疗宜补消兼施，寒温并用。同时，此症常有便前腹中疼痛，可作两种分析：一为腹痛而兼神疲，脉细，乃中阳不运，脾胃虚寒之征，一为腹痛而兼情绪烦躁抑郁，脉弦，乃肝气横逆，克犯中土之候，本例则两者兼而有之。

开路方中用理中汤合痛泻要方，以温运脾阳，柔肝止痛。加入秦皮以清肠化湿。药后病情有所减轻。膏滋方仍从开路方原意加以扩充，加强益气温脾，选用黄芪、党参、白术、茯苓、山药、扁豆、炮姜等以治其本。本病之肝旺克脾，与一般肝热炽盛的实火迥然不同，切不可妄投龙胆草、山栀之苦寒泻肝，宜用白芍与甘草相配，以柔养肝体，抑制肝用，并有明显的止痛效果。

由于患者脾寒肠热，故用炮姜与秦皮相配，前者温脾以助运化，后者清肠以化湿热，一温一寒，用于脾寒肠热之腹泻，最为合拍。患者大便次数虽多，但大便夹有

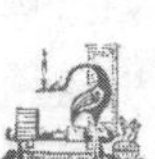

黏冻，腹胀，乃脾不健运，肠中湿热未清，一般不宜用止涩药物，否则湿热积滞交阻，不仅大便次数不减，反而导致腹部胀痛加重，甚至诱发里急后重，故宜用焦山楂、焦神曲、焦苡仁、陈皮、秦皮、生地榆等以消滞清热化湿，并佐以木香行气止痛。但慢性结肠炎，并非全忌用固涩药。如大便次数多，病程长，无腹胀后重者，乃脾阳不运，肾关不固，可选用肉豆蔻、煨诃子、五味子等，以温肾涩肠，亦可用罂粟壳以固涩肠道。

慢性结肠炎常见大便夹有黏冻，尚须辨证而斟酌用药。本例黏冻红白相间，故用秦皮与生地榆相配，以清肠凉血；如黏冻色白，则用秦皮与苍术相配，以清肠燥湿；如黏冻色黄，则用秦皮与黄芩或黄连相配，以清化湿热；如大便夹有浓血，则用秦皮与白头翁、银花相配，以清肠解毒。如此辨证用药，确实可以提高临床疗效。

关于痛泻要方中之防风，一般认为是辅助药。此药炒用有良好的升清止泻作用，用以治疗慢性结肠炎，处于相当重要的地位，不可等闲视之。本例兼有手指关节肿痛，舌质青紫，故方中选用红花、鸡血藤、桂枝以活血祛风通络。患者脾胃运化能力低弱，故嘱其宜低脂肪及低纤维素饮食，忌油煎、生冷等食物。经过调治，大便成形，黏冻消失，身体素质明显改善，基本恢复健康。

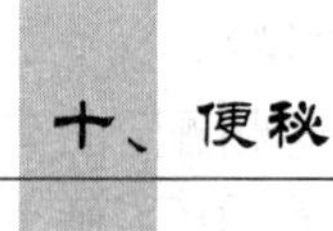

十、便秘

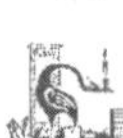

杨××，男，81岁，离休干部。初诊：1984年12月

19日。

开路方：便行艰难，已逾十载。长期依赖果导、开塞露等西药通便。大便约3～5天一行，肛门坠迫，脘腹作胀不舒，食欲不振，面色少华，神疲气短，头晕，心悸，腰酸。舌质淡胖，苔薄腻，脉细弱。治拟益气养血，润肠通便。

处方：黄芪15克，党参12克，全当归12克，生地15克，炙升麻9克，枳实9克，全瓜蒌15克，桃杏仁各9克，郁李仁9克，火麻仁12克，生首乌15克。另蜂蜜15克，早晚空腹开水冲饮各1次。

上方共服14剂，排便略润，2～3天1次，脘腹胀满略减。

膏滋方：耄耋之年，气血亏虚，肠道枯燥失润，中气不足，大肠传送无力，以致大便秘结，临厕努挣难下，肛门坠迫，苦不堪言。糟粕停滞，中焦痞塞，导致脘腹作胀，纳食减少。兼见面色少华，精神困乏，气短，腰膝酸软，头晕目眩，悸惕不安。舌质淡胖，苔薄腻，脉象细弱无力。治拟补中益气，滋肾养血，润燥通便，缓以图功。如能气血冲和，腑行调畅，则百岁可期矣。

处方：炙黄芪300克，潞党参150克，炙甘草100克，炙升麻100克，炒枳实100克，全当归150克，大白芍150克，大生地150克，生首乌200克，淡苁蓉200克，胡桃肉150克，桃杏仁各150克，火麻仁150克，郁李仁120克，柏子仁150克，桑椹子150克，楮实子150克，旱莲草150克，女贞子150克，潼蒺藜150克，广木香120克，台乌药120克。

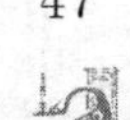

配料用蜂蜜1000克，陈阿胶160克。煎法、服法以及有关医嘱，均按一般常规处理。从略。

复诊：1985年2月18日。膏方于昨日服完。大便隔日一行，成形而不坚，排便较为顺利，腹胀消失，胃纳亦增，面容转华，头晕、腰酸亦减。自谓：今年冬天身体比往年好。怕冷也较往年减轻。除将开路方加减，先服14剂外，俟煎药服完后，再用丸药调理。

丸药处方：炙黄芪150克，全当归150克，炒枳实100克，生首乌200克，淡苁蓉100克，火麻仁150克，桑椹子150克，桃杏仁各150克，郁李仁150克，广木香100克。

上药研极细末，调蜂蜜制成丸药。每服10克，早晚空腹用温开水送服各1次。同时，嘱早晚空腹各服蜂蜜15克，开水冲饮。

三诊：1985年4月15日。丸药已服用1个半月，尚余四分之一，仍在服用中。患者自称丸药服用方便，效果甚佳。大便1～2天一次，排便顺利。多年便秘，宣告结束。再将原方配制丸药，继续服用。

评述：本例高龄便秘，纯属气血亏虚，肠道失润，中气不足，传送无力所致。既无黄燥之舌苔，又无洪数之脉象，并见一派虚象。故切忌黄、硝之类，妄施攻伐。患者便秘而见神疲气短，肛门坠迫，故用党参、黄芪、升麻、枳实以益气升陷。方中枳实，一般传统认为是苦降药，主要作用是破气除痞，消积导滞。但是确实也有补气升清作用。《神农本草经》认为本品能“长肌肉，利五脏，益气轻身”，说明枳实有补气升清作用。近年来枳实广泛

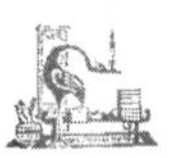

应用于治疗气虚下陷所致的胃下垂、子宫脱垂、脱肛等疾病，取得较好疗效，说明枳实又有升阳举陷的作用。特别是近年来各地运用枳实针剂静脉滴注，作为抗休克抢救药物，取得满意的升压效果，更足以说明枳实有补气固脱的作用。根据我长期的临床实践经验认为：枳实既能破气降气，又能补气升清，关键在于配伍。用于破气降气，可以与青皮、降香、厚朴、川楝子等相配。本例枳实用于补气升清，故与党参、黄芪、升麻相配，从而取得较好疗效。方中用当归、白芍、生地等滋养阴血。本例便秘与肾虚亦有密切关系。《内经》所谓"肾开窍于二阴"，又有"肾主二便"之说。患者年逾八旬，肾气必虚，兼见腰膝酸软之症。故用首乌、苁蓉、胡桃肉、桑椹子以补肾润燥。并选用桃仁、杏仁、麻仁、郁李仁、柏子仁等含油脂的药物以润肠通便。方中木香、乌药通利气机，以推动行气导滞之力。配料重用蜂蜜，以补虚润燥。经过膏方调理，大便隔日一行。排便顺利，腹胀消失，虚象亦有明显改善。膏方服完时，已届春暖花开季节，不宜再服膏滋药，故改用丸药。丸药处方的药味数，不宜过多，一般掌握在10味左右为宜。只要抓住主要药物的应用，充分发挥其作用，即可取得效果。否则药物味数太多，势必需要减少主药的剂量和增加病人每次吞服丸药的剂量，不仅造成服药的困难，而且导致降低药效的不良后果。本例丸药处方中，用黄芪、当归、枳实、木香四味药，分别起到益气、养血、升清、理气四方面作用，再用生首乌、苁蓉、桑椹子、麻仁、杏仁、桃仁六味药以益肾润燥通便。药味简练，药力专一，易奏效果。一般做丸

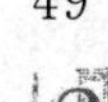

药均采用“水泛为丸”，但便秘患者，则宜“调蜜为丸”，以增强润燥作用。因调蜜后不易溶化，故医嘱必须用温开水送服，便于消化吸收。经仿原意处方，制成丸药，继续服用调理。十年顽疾，竟告全愈。

十一、缺铁性贫血

赖××，女，42岁。小学教师。初诊：1986年12月4日。

开路方：头昏目眩，劳累后症状加重，甚至出现晕厥之状。左耳响鸣似飞蚊声，面容萎白，唇淡，心悸，胆怯，梦多，恍若真境，醒后历历在目。月经色淡量少。胃纳尚好，但饮食偏嗜。现测血压110/68mmHg。血检：血色素8.2克，红细胞310万/立方毫米，白细胞4000/立方毫米。曾先后服用硫酸亚铁及枸橼酸铁铵溶液，均因引起恶心、胃脘不适而中止服用，血象亦未见改善。脉细弱无力，偶有结代，苔薄白，舌质淡胖。治拟益气以生血，助阳以生阴。

处方：炙黄芪30克，潞党参12克，炙甘草6克，大熟地12克，当归身15克，紫丹参15克，旱莲草12克，枸杞子12克，巴戟天12克，仙灵脾12克，生铁落60克（先煎），春砂仁3克（后下）。7剂。

服上方7剂，眩晕、心悸等症，略有改善，耳鸣未见减轻，苔脉如前。原方去旱莲草、白术，加灵磁石30克（先煎），五味子4.5克。7剂。

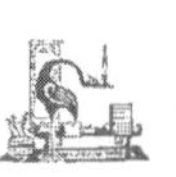

膏滋方：执教二十余年，培育桃李，日夜操劳。以致心血暗耗，脾胃阳气益亏。故见头目眩晕，耳鸣，心悸，胆怯，梦扰不安，肢冷等症；阴血亏耗，上不能滋养头面，下无以充盈经脉，故见面白唇淡，经水色淡量少。脉细弱，结代，苔薄白，舌质淡胖。症属阴阳气血不足，心脾肝肾俱虚。日久恐有致损之虞，不容忽视。幸食欲尚好，胃气未败，颇宜进补。本着气血同源，阴阳互根之旨。治拟益气以资生血之源，补阳以助生阴之机。

处方：巴戟天 120 克，仙灵脾 150 克，淡苁蓉 120 克，五味子 80 克，上官桂 60 克，炙黄芪 200 克，红参 50 克，潞党参 150 克，云茯苓 150 克，炒白术 150 克，炙甘草 120 克，大熟地 200 克，白归身 150 克，大白芍 150 克，川芎 80 克，枸杞子 150 克，楮实子 150 克，潼白蒺藜各 150 克，灵磁石 200 克，生铁落 300 克，茶树根 200 克，春砂仁 60 克，佛手干 120 克。

上药用清水隔宿浸泡，煎三汁，去渣取汁，文火浓缩。红参另煎浓汁。加鹿角胶 60 克，陈阿胶 120 克，用陈绍酒 250 克炖烊，加冰糖 500 克，均于收膏时乘热冲入膏中调匀。每早晚各服 1 匙，隔水蒸化。如遇伤食感冒，请暂停服用。忌莱菔，切勿饮茶。请纠正饮食偏嗜习惯。

复诊：1987 年 2 月 27 日。膏滋药已服完。头晕、目眩、心悸等症基本消失，耳鸣明显减轻，睡眠亦安，面色转华，食欲正常，已逐步纠正饮食偏嗜，常吃肉、禽。血压 120/78mmHg。血检：血色素 11.2 克，红细胞 380

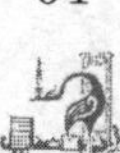

万/立方毫米，白细胞 4600/立方毫米。脉细，苔薄腻。再予补益气血。

处方：炙黄芪 15 克，潞党参 12 克，炙甘草 6 克，大熟地 12 克，当归身 15 克，紫丹参 15 克，巴戟天 12 克，仙灵脾 12 克，生铁落 60 克（先煎），五味子 4.5 克，灵磁石 30 克（先煎），春砂仁 3 克（后下）。10 剂。另归脾丸 250 克。嘱其于上方 10 剂服完后，改服归脾丸，每服 8 克，早晚各 1 次，温开水送服。

1987 年 12 月 9 日来膏方门诊。据述：今春以来，身体素质显著提高，除劳累后略觉头晕外，无明显症状。复查血象：血色素 11.3 克，红细胞 370 万/立方毫米，白细胞 4800/立方毫米。脉细，无结代，苔薄腻。再予膏方调补（处方从略）。

评按：本例系缺铁性贫血，中医属“虚劳”、“眩晕”范畴。《灵枢·决气》篇说：“中焦受气取汁，变化而赤，是谓血。”可见血是依靠脾胃运化、吸收营养而来。患者是小学教师，正值中年。无论工作和家务的担子，都较繁重。由于劳倦伤脾，以致积劳成疾，因劳致虚。加上饮食偏嗜，平素不喜肉、禽，因而营养不良，导致贫血。表现出阴血不足，阳气亏虚之象。其病涉及心、脾、肝、肾诸脏。故用红参大补元气，四君、四物补益气血。患者血虚，但不能单从补血着眼，否则不易奏效。除用参、芪益气以活跃生血机能外，还须用温阳药助阳以生阴，可以提高治疗效果。方中用巴戟天、仙灵脾、苁蓉、五味子、潼蒺藜、肉桂等，补肝温肾助阳，亦即《景岳全书》所云：“此又阴阳相济之妙用也。故善补阳者，必于阴中求

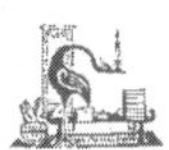

阳，则阳得阴助而生化无穷；善补阴者，必于阳中求阴，则阴得阳升而泉源不竭”之意。方中灵磁石、生铁落配五味子安神潜阳，以治耳鸣、眩晕；生铁落即生铁煅至红赤后，外层氧化时，被锤打落下的铁屑，功能安神镇静。与熟地相配，两药均含丰富的铁质，以增强补血作用；茶树根味苦性平，功能养心安神，对心悸、心律不齐等症，有一定的效果。方中又用春砂仁、佛手干以芳香健胃，有助于对膏滋药的运化、吸收。配料中选用鹿角胶、驴皮胶以温阳补血。患者贫血较明显，故选用了含铁药物以补血，由于茶叶含大量鞣酸，可影响铁的吸收。故特别提出“切勿饮茶”的医嘱。因本方用膏量较大，并重用熟地等滋腻之品，开水冲不易溶化，故嘱其隔水蒸化服用。通过膏滋药的调补，并能接受医嘱，注意纠正偏食的不良习惯，头晕、目眩等症状，基本消失，身体素质显著提高。复查血象数值，明显上升，贫血得以治愈。

十二、糖尿病

朱××，男，58 岁，营业员。初诊：1984 年 11 月 21 日。

开路方：患消渴症四年余。初起多尿、多饮、多食。空腹血糖曾高达 294 毫克％，长期服用降血糖西药及中药治疗。现“三多”症状并不明显，但见精神困倦，形体消瘦，视力减退，腰酸，阳萎，畏寒，头晕，口干。臀部有

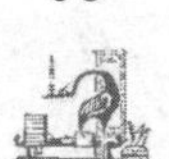

散在小疖疼痛，不能平坐。舌质淡尖红，苔薄腻，脉细弱略数。半月前复查空腹血糖 174 毫克%，外院诊断糖尿病。现服 D_{860} 0.5 克，日服 2 次，降糖灵 25 毫克，日服 2 次。治拟滋肾温阳，活血化瘀。

处方：生熟地各 15 克，山萸肉 12 克，制黄精 15 克，菟丝子 12 克，制首乌 15 克，肥玉竹 15 克，天花粉 30 克，炙黄芪 15 克，益母草 12 克，赤白芍各 15 克，金银花 15 克，生山楂 12 克。

服上方 7 剂后，精神略振，腰酸、畏寒、头晕、口干等症，均见减轻，臀部小疖消退。原方去黄精，加淮山药 15 克。续服 7 剂。

膏滋方：消渴初起，不越阴亏阳亢，津涸热淫。患者年近花甲，恣食甘肥，嗜酒成瘾，以致灼伤津液而生消渴。病已四载，“三多”之症不著。症见形瘦色萎，神疲乏力，视力模糊，头晕，腰酸，阳萎，畏寒，口干，臀部常患疮疖。舌质淡胖，尖红，苔薄腻，脉细略数。良由燥热之症，迁延日久，阴损及阳，以致阴阳俱虚，血瘀阻络。治拟培益肝肾，平补阴阳，活血化瘀。

处方：生晒人参 50 克，炙黄芪 200 克，生熟地各 150 克，山萸肉 150 克，淮山药 150 克，天花粉 200 克，制黄精 150 克，菟丝子 150 克，锁阳 150 克，制首乌 200 克，肥玉竹 200 克，仙灵脾 150 克，枸杞子 150 克，旱莲草 150 克，楮实子 150 克，潼蒺藜 150 克，全当归 120 克，紫丹参 120 克，杜红花 100 克，赤白芍各 150 克，益母草 150 克，粉丹皮 150 克，金银花 150 克，生山楂 150 克，陈广皮 120 克，春砂仁 80 克。

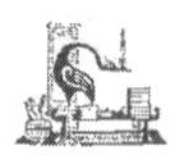

上药除生晒人参外，余药均用清水隔宿浸泡，煎3汁，过滤去渣取汁，文火缓缓浓缩，加陈阿胶120克，鹿角胶60克，用陈绍酒100克，兑少量清水，炖烊。于收膏时将生晒人参另煎浓汁冲入。每早晚各服一汤匙，隔水蒸化。如遇感冒发热，伤食停滞，请暂停服用。服膏方期间，忌莱菔、饮茶、咖啡。戒酒、烟、甘肥辛辣食物。节制房事，避免恼怒。

复诊：1985年3月4日。

经服膏方调补后，面色转华，精神渐振。去冬畏寒、腰酸等症，明显减轻，疮疖敛后未发，口干，早晚怕冷。苔薄腻，脉小滑。已停服降糖灵，单服原剂量D_{860}。空腹血糖135毫克%。再拟益气补肾，活血化瘀。

处方：炙黄芪15克，太子参15克，生熟地各15克，山萸肉12克，制首乌15克，肥玉竹15克，天花粉30克，益母草12克，赤白芍各15克，全当归15克，杜红花6克，陈皮6克。

上方加减，服用3个月，西药全停，病情稳定。又服4个月，于同年10月8日复诊时，除略有口干，腰酸及视力较差外，其余症状均已消失，空腹血糖降至112毫克%。

评按：本案外院已确诊糖尿病，中医属消渴。四年多来，服用各种西药以及近千帖中药，症状未见明显改善，空腹血糖未能降至正常范围。以往服中药所以效果不显，主要由于过分偏于养阴润燥，而忽于益气温阳。同时没有抓住血瘀这一关键问题。糖尿病初起，多偏肺胃燥热，此时用药或可偏于滋阴清热。但缠绵日久，多

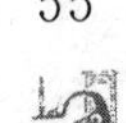

见阴损及阳，故必须兼顾阳气。盖燥热灼伤津血，或阴虚及阳，阳气虚衰，均可致瘀。故消渴之症，必夹瘀血。即使未见肌肤甲错，面晦，舌紫等症，亦必须施用活血化瘀法，长期临床经验证明，此法确实可以提高治疗效果。因此，本例治疗原则，以培益肝肾，平补阴阳，活血化瘀为主。根据现代药理研究，方中生晒人参、黄芪、生地、天花粉、制首乌、肥玉竹等益气补肾养阴药，均有较好的降低血糖作用。在临床中，如能做到既从中医辨证施治原则处方，又从现代药理角度选药，常能取得比较满意的疗效。患者阴阳两虚，故温阳药中，尽量避免附子、肉桂、桂枝、干姜等刚燥之品，而选用菟丝子、锁阳、仙灵脾等温柔之剂为宜。糖尿病常见多发性疮疖，非单用清热解毒药或抗菌素所能解决。在滋肾温阳治本的基础上，稍佐银花配赤芍、丹皮、生山楂等清热凉血化瘀之品，以后疮疖未见复发。由于患者嗜酒、贪食甘肥致病，故膏方中浸泡胶剂的绍酒仅用 100 克，并避免用甘草、大枣等含糖较高的药物。至于膏方中常用的冰糖、蜂蜜之类的配料，亦非糖尿病人所宜，故以不用为妥。

十三、神经官能症

李××，男，27 岁，电机修理工。初诊：1986 年 11 月 13 日。

开路方：胸襟狭隘，情绪急躁易怒，恐惧焦虑，胸闷气窒，右胁隐痛，寐中似有人进攻，即对抗还击，醒后惊

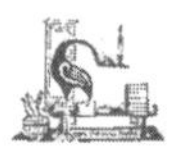

魂未定。平时头晕欲倒，泛泛欲吐，口干欲饮，精神困倦，面色少华，大便干燥，隔日一行。苔薄腻，脉弦细带数。先拟养心宁神，平肝泻火。

处方：炙甘草 9 克，淮小麦 30 克，大枣 9 克，野百合 15 克，肥知母 12 克，广郁金 9 克，龙胆草 6 克，制川军 6 克，七叶一枝花 15 克，辰麦冬 15 克，生南星 12 克。7 剂。

服上方后，惊梦减少，急躁情绪亦趋缓和，精神略振，头晕明显减轻，大便干燥，日行一次。苔脉如前。

处方：炙甘草 9 克，淮小麦 30 克，大枣 9 克，野百合 15 克，肥知母 15 克，龙胆草 4.5 克，制川军 6 克，全瓜蒌 15 克，七叶一枝花 15 克，石菖蒲 9 克，生南星 12 克。

上方 7 剂服完后，惊梦续减，情绪渐安，大便转润，精神亦较振作。

膏滋方：少壮之年，素体尚健，今春以“鹤翔庄”锻炼身体，由于缺乏正确诱导，出现偏差，导致肝火亢盛，心神不能守舍，而见胸襟狭隘，急躁易怒，胸闷胁痛，恶梦惊扰之症，日久气阴渐耗，而见神疲，眩晕，腰酸，口燥，便干，舌红，脉细数之候。治拟益气养心以安神，养阴清肝以潜阳。

处方：潞党参 120 克，炙黄芪 120 克，云茯苓 150 克，白术 120 克，炙甘草 100 克，淮小麦 300 克，大枣 100 克，石菖蒲 80 克，炙远志 60 克，紫丹参 150 克，当归身 120 克，川芎 100 克，大生地 150 克，野百合 150 克，肥知母 150 克，旱莲草 120 克，枸杞子 150 克，潼白蒺藜各 150 克，石决明 200 克，辰麦冬 120 克，五味子 80 克，桑

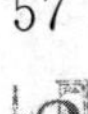

椹子 150 克，制首乌 150 克，广郁金 150 克，生南星 150 克，生铁落 300 克。

配料用阿胶、蜂蜜。忌莱菔、浓茶、咖啡等。煎法、服法按一般常规处理。

1987 年 11 月 26 日复诊：

去年冬天膏方进补之后，梦魇惊恐，胁痛胸闷，头晕等症，均已消除。急躁情绪已趋缓和，胸襟狭隘，亦见好转。遇事常易担心发愁，易出汗，大便偏干，每日一行，腰微酸。脉小弦，苔薄腻，舌质红。再予益气养心，平肝潜阳。

处方：潞党参 200 克，炙黄芪 200 克，云茯苓 200 克，白术 200 克，炙甘草 150 克，淮小麦 300 克，大枣 150 克，旱莲草 150 克，枸杞子 200 克，辰麦冬 200 克，大生地 200 克，野百合 200 克，肥知母 200 克，七叶一枝花 200 克，石菖蒲 80 克，炙远志 60 克，制首乌 200 克，桑椹子 200 克，淡苁蓉 150 克，火麻仁 200 克，紫丹参 150 克，当归身 200 克，生南星 200 克，石决明 200 克，煅龙牡各 200 克。

煎法、服法及有关医嘱同前。

1988 年 11 月 17 日复诊：头晕、惊恐等症均已消失，除夜寐多梦，大便稍干外，余无明显不适。舌质亦转正常。基本恢复健康。方略。

评按：临床中常见患者在气功保健过程中，由于缺乏正确引导，出现偏差，而见一系列精神症状。本例即由于在无医务人员指导下，以“鹤翔庄”保健而导致神经官能症。患者情绪急躁易怒，恐惧焦虑，恶梦纷扰，眩晕

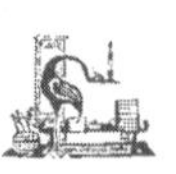

泛恶，胸闷胁痛，舌红等症，乃心神不安，肝火亢盛之象。故开路方用甘麦大枣汤甘缓之品，先缓其急；百合知母汤合麦冬以润其燥；龙胆草，制川军，七叶一枝花以泻其火。服药7剂后，惊梦减少，情绪略安。再用原方加减，续服7剂，症状得到进一步改善，已为服用膏滋方铺平道路。

由于患者气阴亏虚，故膏滋方的重点放在益气养阴上，从开路方以治标为主，转入膏滋方以治本为主。方用党参、黄芪、茯苓、白术、五味子、炙甘草、淮小麦、大枣等益气养心安神；生地、川芎、丹参、麦冬、杞子、旱莲草、潼白蒺藜、石决明等养阴清肝以潜阳。方中选用制首乌、桑椹子、淡苁蓉、火麻仁、蜂蜜等补益肝肾，柔和润燥之品，以润肠通便。方中七叶一枝花，即蚤休，味苦性寒，一般常作清热解毒药使用，根据我长期积累临床经验认为：本品有较佳的镇静作用，凡精神病患者，有烦躁易怒，口干，舌红偏于热象者，以本品配合知母同用，常获良效。两例神经官能症均用甘麦大枣汤，此方看似平淡，实际上是一首治心病、养心气、泻心火的绝妙良方，我常以此治疗神志不宁，精神失常一类疾病，出现失眠、心慌、恐惧，多疑、烦躁等症用之，确有较好疗效。方中生南星其药效远胜于制南星、陈胆星，我常用生南星治疗神经官能症、精神分裂症、癫痫、震颤麻痹等疾病，可奏良好的镇静、解痉作用。数十年来我在临床上使用生南星治疗各种精神及神经系统疾病，从未发现有何副反应，故可放心使用，不必有所顾虑。

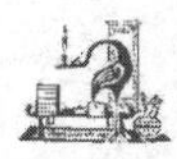

十四、神经官能症(兼白细胞减少症)

李××,男,51岁,编辑。初诊:1984年12月5日。

开路方:素患失眠,已有五年左右,近年来日益加重,每晚仅睡2小时左右,甚至彻夜不寐,长期服用安定、安眠酮等西药催眠,日久效果不佳。夜尿频多,余沥不爽,心悸,健忘,眩晕,有时头痛,精神困倦,虚烦不安,腰膝酸楚,纳谷不香。血压110/70mmHg。血检:血色素9.3克%,红细胞330万/立方毫米,白细胞3200/立方毫米。舌质淡,苔腻,脉濡细。治拟养心安神,化痰和胃。

处方:炒酸枣仁9克,辰茯神12克,肥知母12克,川芎9克,炙甘草9克,淮小麦30克,大枣9克,炒枳实9克,淡竹茹9克,陈皮9克,制半夏9克,蚕茧10只。7剂。

服上方7剂后,睡眠略有进步,昨晚入睡3～4小时,夜尿已由4～5次,减为2次左右,眩晕、头痛均减,食欲稍增,苔腻渐化。再予前方加减。

处方:炒酸枣仁9克,辰茯神12克,肥知母12克,炒枳实9克,淡竹茹9克,石菖蒲9克,炙远志4.5克,紫丹参15克,蚕茧10只,桑寄生15克,佛手干9克。7剂。

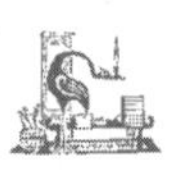

上方服完后,睡眠可达5小时左右,纳食渐香,苔转薄腻,精神亦较前振作。

膏滋方：伏案笔耕，倍费推敲，日久心脾两伤，气血亏耗。盖心主神明，心血不足，则夜不安枕，心悸，健忘，虚烦之症日显；脾主运化，脾不健运，则精神困惫，头目眩晕，纳谷不香之候益著；渐至累及肝肾，则头痛，尿频，腰膝酸楚之象迭起矣。舌质淡，苔薄腻，脉细。治拟养心安神，益气健脾，补肾平肝，以冀心神得安，脾气得运，肾气得纳，肝阳得平，则康复有望焉。

处方：潞党参 150 克，炙黄芪 150 克，大白术 150 克，辰茯神 200 克，当归身 150 克，大白芍 150 克，川芎 120 克，大熟地 150 克，龙眼肉 100 克，沙苑蒺藜 150 克，鹿角粉 60 克，炒酸枣仁 150 克，肥知母 150 克，旱莲草 150 克，石决明 300 克，湘莲肉 120 克，炙远志 80 克，石菖蒲 120 克，剪芡实 150 克，蚕茧 100 克，石韦 150 克，炙甘草 120 克，淮小麦 300 克，大枣 100 克，生姜 40 克，砂仁 60 克，陈皮 100 克。

鹿角粉于收膏时，冲入调匀。煎法、服法等，均按一般处理。但着重要求其劳逸适度，戒除烟酒嗜好，并适当参加轻量的体育活动，有助于身体健康。

1985 年 2 月 4 日又来门诊。据称膏滋药已于 3 天前服完。睡眠明显进步，不服安眠药，一般可达 6 小时左右，有时梦多。食欲增加，精神渐振，眩晕、心悸、尿频等症亦有改善。香烟已戒绝，偶饮低度酒，坚持清晨打简化太极拳。血压 130/80mmHg。血检：血色素 10.8 克%，红细胞 360 万/立方毫米，白细胞 4400/立方毫米。苔薄腻，脉细。再予益气健脾，养血安神。

处方：潞党参 12 克，炙黄芪 12 克，大熟地 12 克，当

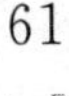

归身12克，川芎9克，大白芍15克，云茯苓15克，炙甘草9克，淮小麦30克，大枣9克，石韦15克，蚕茧10只，陈皮9克。7剂。

上方加减调治共服49剂，于4月1日复诊时告：能坚持体育锻炼，烟酒已戒绝，早已停服西药，睡眠正常，精神振作，工作效率提高，血压正常。白细胞已升至5800/立方毫米。

以后每年冬令又来膏方门诊，继续给予处方，服用膏滋药，以益气健脾，养血安神。体质日益增强，与前判若两人。

评按：本例神经官能症，兼白细胞减少，属中医不寐。患者乃出版社编辑，长期伏案写作，引起失眠，已达5年之久。初诊时失眠较严重，长期依赖西药催眠。兼见头晕，虚烦不安，纳呆，苔腻等症，故开路方先用酸枣仁汤合温胆汤加减，以养心安神，化痰和胃。方中用蚕茧以益肾固元，专治尿频余沥不爽。服上方7剂后，睡眠进步，可睡3～4小时，眩晕，尿频等症亦减。原方增删，续服7剂，可睡5小时左右，纳食渐香，苔腻亦化，已为顺利接受膏滋药进补，创造了有利条件。

由于患者用脑过度，以致伤及心脾，日久心肾不交，肝阳上扰。故膏滋方确定以养心安神，益气健脾，补肾平肝为基本治则。用黑归脾汤（即归脾汤加熟地）、酸枣仁汤、八珍汤、甘麦大枣汤复方加减，进行治疗。方中选用党参、黄芪、白术、茯神、湘莲肉、炙甘草、淮小麦、大枣等，以益气安神；当归、白芍、川芎、熟地、龙眼肉、菖蒲、远志等，以养血益智；酸枣仁、肥知母、旱莲草、石决明

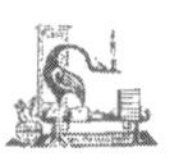

等，以平肝宁志；鹿角、沙苑蒺藜、剪芡实、蚕茧等以益肾固元；生姜、砂仁、陈皮等，以助运化。方中一味石韦，其用有二：一则石韦之通淋利尿与蚕茧之甘温固元相配，一利一涩，以治尿频余沥不净（但不是急性尿路感染），有较好疗效；再则石韦有升高白细胞数量的作用，与补益气血之品相配，治疗白细胞减少，颇有效果。故患者经治疗后，白细胞已从 3200/立方毫米，逐步上升至 5800/立方毫米。

上述病例，由于涉及心、脾、肝、肾四脏，因此膏滋药处方，必须复方多味，进行调补，故将黑归脾汤等四方溶于一炉，始克奏效。患者在服膏方前，有纳呆、苔腻之象，胃中不和，不仅影响睡眠，而且也不利于接受膏滋药进补。故开路方一方面用酸枣仁汤以养心安神，另一方面又用温胆汤以化痰和胃。经过开路方调治，胃纳进步，苔腻化清。而膏滋方中用了一些熟地、龙眼肉等滋腻药物，故在处方中，又当加入生姜、砂仁、陈皮等运脾药物，使全方补而不滞，滋而不腻。经过开路方及膏滋药调治，加上患者接受医嘱要求，戒除烟酒嗜好，适当参加体育锻炼，使多年的神经官能症，得以治愈。

十五、性神经衰弱

陆云鹏，男，51 岁，职员。初诊：1987 年 11 月 12 日。

开路方：头晕，耳鸣，健忘，多梦，腰髀酸痛，神疲乏

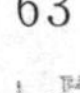

力，畏寒，脱发，呈斑秃状，性欲减退，举而不坚，早泄；胃纳尚佳。脉细弱无力，舌苔薄腻。心肾亏虚，精血不足。先拟益肾填精，养心安神，平肝潜阳。

处方：大熟地 12 克，山萸肉 9 克，制首乌 15 克，仙灵脾 12 克，淡苁蓉 12 克，紫丹参 15 克，石菖蒲 9 克，白茨实 15 克，珍珠母 30 克(先煎)，枸杞子 12 克，炙黄芪 15 克，春砂仁 4.5 克(后下)。7 剂。

服上方后，耳鸣、腰髀酸痛等症略减，仍觉畏寒，苔脉如前，再予前法出入。

处方：大熟地 12 克，山萸肉 9 克，制首乌 15 克，仙灵脾 12 克，淡苁蓉 12 克，紫丹参 15 克，石菖蒲 9 克，白茨实 15 克，珍珠母 30 克(先煎)；炙黄芪 15 克，党参 12 克，春砂仁 4.5 克(后下)。7 剂。

药后，耳鸣、腰髀酸痛续减，畏寒亦好转。仍服原方 7 剂。

膏滋方：心肾亏虚，坎离失济，精血不足，肝阳上扰，故见头晕，耳鸣，健忘，梦扰纷纭，腰髀酸痛，精神疲惫，畏寒，脱发，阳痿，早泄等症。脉象细弱无力，舌苔薄腻。治拟益肾填精，补气养血，安神定志，平肝潜阳。即《素问・至真要大论》所谓："形不足者，温之以气"，"精不足者，补之以味"之意也。

处方：大熟地 200 克，山萸肉 150 克，淮山药 150 克，枸杞子 150 克，仙灵脾 150 克，淡苁蓉 150 克，制首乌 200 克，厚杜仲 150 克，炙黄芪 200 克，潞党参 200 克，白术 150 克，炙甘草 150 克，淮小麦 300 克，大枣 100 克，全当归 150 克，紫丹参 150 克，旱莲草 150 克，珍珠母

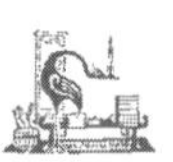

300克,石菖蒲100克,炙远志80克,金樱子150克,白芡实150克,春砂仁80克,陈皮150克,佛手干100克。

配料选用陈阿胶120克,鹿角胶80克,冰糖500克。煎法、服法等,均按一般常规处理。

1988年11月10日复诊:

去年冬季服膏滋方后,耳鸣消失,腰髀酸痛明显减轻,畏寒亦见好转,精神较振,胃纳较香,劳累之后,常感疲乏、头晕。脉细弱,苔薄腻。再予益肾精,补脾气,养心血,平肝阳。

处方:大熟地200克,山萸肉80克,淮山药150克,枸杞子150克,潼蒺藜150克,厚杜仲100克,桑寄生150克,制首乌150克,仙灵脾120克,旱莲草150克,炙甘草100克,淮小麦300克,大枣100克,全当归150克,紫丹参150克,炙黄芪150克,潞党参150克,珍珠母300克,陈皮150克,春砂仁80克,佛手干100克。

煎法、配料、服法、宜忌基本同前。

评按:本例系性神经衰弱,属中医眩晕、腰痛、阳痿。患者年方半百,未届耄耋之年,已现肾精亏虚,体质衰惫之象。除见头晕,耳鸣,健忘,多梦,脱发,阳痿,早泄等症外,又感腰髀酸痛,乃奇脉空虚所致。督脉在奇经八脉中,占重要地位,特别是与男性关系尤为密切。督脉与足少阴肾经会合,因此,一般用补肾药来通补奇脉。清代大医家叶天士最擅长用此法。先师程门雪先生师其法而又有所发展。程师常用仙灵脾、淡苁蓉、潼蒺藜、杜仲、鹿角等以温肾补督。我在临床上亦常效颦此法,本例选用上述药物,即取得较好疗效。患者精血不足,

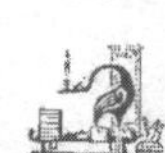

肾督虚寒，而见神倦、畏寒、阳痿等阳虚之象，此时切不可妄用附子、肉桂等辛温助阳。盖温阳药有刚、柔之分。刚剂如附子、肉桂、干姜等，这些药品，辛温刚燥，温阳散寒作用较强，适用于阳虚寒盛之症。本例精血亏虚，肝阳上扰，虽有阳虚之征，但刚燥之品，亦非所宜。柔剂如鹿角、巴戟天、仙茅、仙灵脾、杜仲、淡苁蓉等，这些药品，温而不燥（相对而言），既能温阳，又不伤阴，故本例阳气不足，阴血亦亏，最宜用之。方中选用熟地、山萸肉、阿胶、山药、芡实、金樱子等以益肾滋阴，固涩精气，亦系宗景岳："善补阳者，必于阴中求阳，则阳得阴助而生化无穷；善补阴者，必于阳中求阴，则阴得阳升而泉源不竭"之旨。景岳首创此法，自誉谓："此又阴阳相济之妙用也"。在用膏滋方进补时，常可运用张氏之法。方中又配以甘草、淮小麦、大枣、丹参、石菖蒲、远志以养心补血安神；用黄芪、党参以益气运脾。在上述温阳益气，滋阴补血之剂中，加入砂仁、陈皮、佛手等，利用其芳香流通之气，藉以醒脾和胃，帮助中焦运化，使整个处方，滋而不腻，补而不滞，从而提高进补效益。

十六、癫痫

谢××，女，21岁，学生。初诊：1986年12月3日。

开路方：癫痫病史已七年。平均每月大发作1～2次，甚则一日数次，每逢经期必发。发作时四肢抽搐，两目上视，意识不清，口吐白沫，约3～5分钟渐渐苏醒。

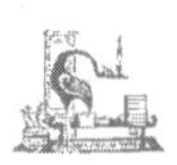

醒后头痛,呕吐,疲惫,嗜睡。作脑电图检查:痫性活动,中度异常。长期服用苯妥英钠、鲁米那等抗癫痫药物。

刻诊:面色少华,神情萎软,头晕,痰多。七天前正值经临,癫痫大发作,跌仆时,伤及左侧面颜,紫块肿痛,尚未消退,平时月经量少提前,三四日即净。舌质淡胖,微紫,苔薄腻,脉象濡细,重按弦。脾虚痰浊内生,肝经风阳扰动,心神被蒙,痰瘀阻络。治拟益气健脾,平肝息风,化痰宣窍,活血化瘀。

处方:潞党参 12 克,炙黄芪 12 克,生铁落 60 克(先煎),嫩钩藤 15 克(后下),炙僵蚕 9 克,炙地龙 9 克,石菖蒲 9 克,生南星 15 克,赤白芍各 15 克,紫丹参 15 克,仙灵脾 12 克,淡苁蓉 12 克。另:星蜈片 10 片,分 2 次吞服。

服上方21 帖,同时按原剂量服用苯妥英钠 0.1 克,每日服 3 次,鲁米那 0.03 克,每日服 3 次。精神好转,头晕减轻,面部紫块及疼痛消失。前天月经来潮,未见癫痫发作。

膏滋方:素体中焦疲惫,气血亏虚,运化不健,滋生痰浊。七年前发育期,冲任失调,血不养肝,筋脉不和,风阳夹痰瘀交阻,心神被蒙,以致癫痫频繁扰人,每逢经期必发,情绪紧张抑郁或劳累之后,亦易诱发,发作时卒然跌仆,四肢抽搐,吐涎,两目上视,甚则小便失禁。日久正气益虚,而见面萎,神疲,头晕,月经量少,舌质淡胖微紫,脉濡软无力,重按弦。治拟益气养血,平肝息风,化痰祛瘀,调摄冲任。

处方:炙黄芪 150 克,潞党参 150 克,云茯苓 150

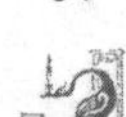

克，大白术 150 克，炙甘草 100 克，红枣 150 克，湘莲肉 100 克，全当归 150 克，紫丹参 150 克，川芎 100 克，大白芍 300 克，大熟地 150 克，炙僵蚕 150 克，炙地龙 150 克，嫩钩藤 150 克，枸杞子 150 克，女贞子 150 克，潼白蒺藜各 150 克，石菖蒲 100 克，炙远志 80 克，生南星 150 克，天竺黄 150 克，生铁落 400 克，珍珠母 300 克。全蝎 40 克，蜈蚣 60 克，研细粉。

上药除全蝎、蜈蚣外，余药用清水隔宿浸泡，煎 3 汁，去渣取汁，文火浓缩，加陈阿胶 160 克，打碎，兑少量清水炖烊。于收膏时，将全蝎粉、蜈蚣粉趁热冲入膏内。每早晚各服一汤匙，开水冲服。如遇外感发热，饮食停滞，请暂停服用。服膏方期间，忌莱菔、饮茶、咖啡以及辛辣刺激性食物。长期禁饮酒，忌羊肉。

复诊：1987 年 2 月 16 日。经开路方及膏方调治后，面色转华，精神亦振，头晕消失，痰量减少。二个月来癫痫曾发作 1 次，四肢微拘挛，无小便失禁，约 2 分钟即恢复正常。舌质淡，苔薄腻，脉弦细。再予益气养血，平肝息风。

处方：潞党参 12 克，炙黄芪 12 克，紫丹参 15 克，白芍 15 克，炙僵蚕 9 克，炙地龙 9 克，钩藤 15 克，菖蒲 9 克，炙远志 4.5 克，仙灵脾 12 克，生南星 12 克。另：星蜈片 10 片，分 2 次吞服。

上方加减，继续调治。同时西药减量，苯妥英钠 0.1 克，日服 2 次，鲁米那 0.02 克，日服 3 次。到 1987 年 12 月，在此期间，癫痫曾于 6 月份小发作一次。复查脑电图，轻度异常。再予膏方调补，后又将煎药改为隔日服 1

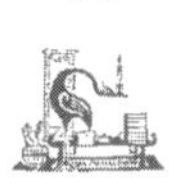

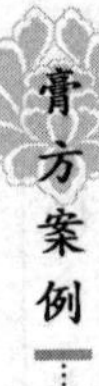

剂，星蜈片减为8片，分2次吞服，苯妥英钠0.1克，每日2次，鲁米那0.015克，每日3次。随访到1988年7月，癫痫已一年余未发，复查脑电图正常。

评按：本例癫痫反复发作7年。长期服用抗癫痫西药，未能控制。经用膏方益气养血，平肝息风，化痰祛瘀，调摄冲任法调补及汤药治疗。不久癫痫发作次数，明显减少，发作程度，明显减轻，以后在减服西药的情况下，癫痫一年余未发，脑电图转为正常。由于癫痫病程漫长，容易反复，因此，不能见暂不发病而骤然停药，故本例尚在继续治疗中。争取在控制3年未发的基础上，逐步减服以至停服西药，最后停服中药。

癫痫常与“惊”、“风”、“痰”、“瘀”有关。如反复发作，日久往往出现虚象。我对本病常用益气固元法以治本，息风、镇惊、豁痰、化瘀法以治标。而用膏方调补以治本病，通过益气固元法，增强体质，更有利于控制癫痫的发作。治本常用参、芪为主。在治标方面，用钩藤、僵蚕、地龙、生铁落、蜈蚣（或全蝎）等以平肝息风定痫；生南星、菖蒲、远志等以化痰开窍抗痉；丹参、赤白芍等以养肝活血化瘀。

上述处方中之蜈蚣（或全蝎），息风抗痉作用颇佳，乃治疗癫痫之要药，煎服不易溶解于水，故以制成片剂或研粉吞服为宜。成人每天有效剂量2～3克，小儿酌减。生南星息风定痫，化痰开窍作用显著，曾作动物实验，未见明显毒性反应，临床上亦从未发现副反应，故可放心使用，可以提高疗效。由于癫痫与肝风扰动有密切关系，因此，除用生铁落、地龙、钩藤等以平肝息风外，还

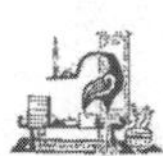

必须重用白芍以养血柔肝息风。实践证明:白芍有极好的降低肌张力和抑制运动的作用,故为治疗癫痫之要药。实验证明:息风豁痰药物,对于脊髓和大脑皮层的异常兴奋,有一定的抑制作用。同时,我在临床观察到,补虚药物与息风豁痰药物同用,对癫痫小儿的智力提高,也具有一定的作用。一般治疗癫痫主张发作期以治标为主,间歇期以治本为主。我在临床上体会到癫痫虽属慢性病,然而发作时间短暂,在治疗上无须分发作期以攻邪为主,间歇期以补虚为主,而是只要显露虚象,即可并用补益法。本例患者,每逢月经期必发癫痫,此与冲任失调有关。我通过长期临床实践,摸索出仙灵脾、苁蓉,功能调摄冲任,对此类病人用之,有一定的效验。癫痫久发不愈,常与瘀血阻络有关,处方中加入适量的活血化瘀之品,有利于提高疗效。膏方中全蝎、蜈蚣采取研粉冲入的方法处理,亦有利于药效的充分发挥。酒类及羊肉最易诱发癫痫,因此,膏方中的阿胶免去用黄酒浸泡的常规方法,并嘱咐患者长期禁饮酒,忌羊肉。

十七、血管性头痛

庞××,女,31岁,教师。初诊:1986年11月8日。

开路方:头痛反复发作已达七年,逐步加重,近年来发作尤为频繁。半月来头痛几乎每天发作,以巅顶及眉棱为甚,经期则痛势加剧,伴恶心呕吐,长期服用麦角胺

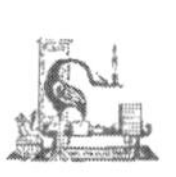

咖啡因等以止痛。两目畏光，耳鸣，腰酸，神倦面萎，梦扰纷纭，肢麻，颈项板滞。血压140/82mmHg。体检：颅神经正常，脑电图正常。脉弦细，苔薄腻，舌质淡胖青。治拟平肝息风，活血化瘀。

处方：旱莲草12克，枸杞子12克，嫩钩藤15克，炙地龙9克，炙僵蚕9克，川芎9克，赤白芍各15克，红花6克，丹参15克，仙灵脾12克，生铁落60克（先煎），生南星12克。七剂。星蜈片100片，每次吞服5片，日服2次。

服上方7剂后，头痛减轻，近两天头痛消失。续服7剂，适逢经临，头痛又作，但程度较以往经期为轻。

膏滋方：辛勤育苗，复因操持家务，导致气血不足，肝肾亏虚，风阳上扰，累及清空，久则气血瘀阻，以致头痛反复发作，恶心呕吐，腰酸耳鸣，肢麻，颈项板滞等症作矣。经期头痛尤甚，乃冲任不调之故。脉弦细，苔薄腻，舌质淡胖青。治拟益肾养肝，息风豁痰，活血化瘀，调和冲任。

处方：生熟地各150克，山萸肉120克，淮山药150克，枸杞子150克，旱莲草120克，楮实子150克，潼白蒺藜各150克，桑寄生150克，川断肉150克，仙灵脾200克，淡苁蓉200克，炙地龙150克，炙僵蚕150克，川芎150克，赤白芍各150克，杜红花80克，丹参150克，嫩钩藤150克，明天麻100克，粉葛根150克，生石决明300克，生铁落300克，生南星200克，菖蒲100克。全蝎40克、蜈蚣40克，微火烘脆，勿使焦，研极细粉。

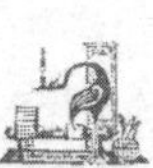

上药除全蝎、蜈蚣外，用清水隔夜浸泡，煎3汁，去渣取汁，文火缓缓浓缩，加陈阿胶140克，打碎，用陈绍酒250克炖烊，加冰糖500克，连同全蝎粉、蜈蚣粉乘热冲入收膏。每早晚各一匙，开水冲服。如遇感冒发热，伤食停滞，请暂停服用。服膏方期间，应忌莱菔、饮茶以及咖啡、烟、酒、辛辣刺激性食物。避免过于劳累，注意适当休息。

复诊：1986年12月11日。

膏滋方：以上膏方即将用罄。近1个月来头痛发作周期延迟，程度明显减轻，经期亦未大发。近旬头痛消失，腰酸耳鸣等症均见好转，面色转华，但仍有疲乏之感，苔脉如前。

处方：仍用原方加入生晒人参50克，另煎浓汁于收膏时冲入。

评按：本案系血管性头痛。本病的特点是：首次发作大多在青春期，以女性为多，病程漫长，间歇性反复发作，每次发作相似，可伴恶心呕吐，畏光，或视觉先兆，常因失眠、情绪、劳累等因素而诱发。根据长期临床经验总结，治疗本病以化瘀通络，平肝息风，祛痰化浊为主。自制安颅镇痛煎（川芎、红花、赤白芍、桃仁、丹参、生铁落、炙地龙、僵蚕、生南星、石菖蒲）为基本方，用于本病，颇有效验。本例病史已达七年之久，日渐加重。初诊时正值发作阶段，故以平肝息风，活血化瘀法为先导。患者是一位小学教师，教学授课繁忙，家务负担沉重，肝肾亏耗，气血不足是本虚，风阳上扰，血瘀阻络是标实。故膏滋方必须标本兼顾。方中地黄、萸肉、杞子、旱莲草、

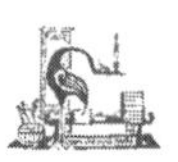

桑寄生等益肾养肝;钩藤、炙僵蚕、天麻、生铁落、石决明、生南星、石菖蒲等平肝息风豁痰;川芎、赤芍、红花、丹参等活血化瘀;淡苁蓉、仙灵脾既可益肾,又能调和冲任,患者经期必发头痛,用之最宜;颈项板滞,故用葛根缓解肌肉痉挛,同时本品具有扩张脑血管作用,与活血化瘀药相配,有利于控制头痛的发作。开路方中用星蜈片,是根据长期临床经验研制而成,由生南星、蜈蚣1∶3组成,每片含生药0.3克。生南星有毒,故临床一般常用制南星或陈胆星,但生南星镇痉、止痛、化痰、消痞作用,大大优于制南星、陈胆星,经长期临床实践以及动物实验证明,无明显副反应。蜈蚣(或全蝎)息风、解痉、镇痛作用甚强,为治疗血管性头痛要药,一般入煎效差,故在开路方中,用片剂吞服,膏滋方采用蜈蚣、全蝎,微火烘脆,便于研粉,但不宜烘焦,将粉剂于收膏时冲入。蜈蚣、全蝎每日2克,即为有效剂量,一料膏滋药估计服40天左右,故二药各用40克,即可达到合理的剂量。

总之,血管性头痛,病程长,缠绵难愈。在治本方面,采用益肾养肝,补气养血,补心安神等法,治本重点在于肝肾;在治标方面,采用活血化瘀,平肝息风,豁痰通络等法,治标重点在于瘀血。根据实验室指标,血小板凝集及血液流变学等检测,反映出血管性头痛患者血液凝聚状态增高,亦支持了瘀血之论。临床运用活血化瘀法为主——安颅镇痛煎治疗后,各项指标均有下降,其中全血还原黏度的降低,有非常显著性差异。而在处方用药中,全蝎、蜈蚣、地龙、僵蚕四味虫类药物,既

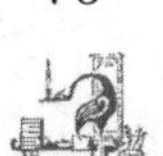

能活血通络，又能搜痰剔邪，治疗血管性头痛，尤为适宜。但蝎、蜈二药，不易溶解于水，故以片剂或粉剂吞服为妥。

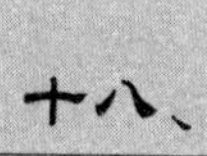

十八、经闭

袁××，女，22岁，学生。初诊：1986年11月27日。

开路方：素体虚弱，复因勤奋攻读，以致气血日耗，经闭已将半载，少腹冷而隐痛，面容憔悴少华，目眩耳鸣，形寒神疲，梦扰纷纭，思想不易集中，胃纳一般。血压120/70mmHg。血检：血色素8.8克%，红细胞320万/立方毫米，白细胞3800/立方毫米。舌质淡胖，苔薄腻，脉象细软无力。先拟养血调经，益气温宫。

处方：大熟地12克，全当归12克，杭白芍12克，炙黄芪12克，潞党参12克，炙甘草6克，龙眼肉6克，仙灵脾12克，紫石英30克，广艾叶4.5克，春砂仁4.5克（后下），蜜根30克（自备）。7剂。

服上方7剂，眩晕、少腹冷痛等症均减，耳鸣未见改善，经闭未临。苔脉如前。仍从原方增删。原方加灵磁石30克（先煎），去炙甘草。7剂。

膏滋方：禀赋不足，气血素亏，复因窗下勤读，手不释卷，气血日耗。盖经水之来临，如潮汐之有信，乃气血之所化。室女经闭半载，兼见少腹冷痛，形寒，肢冷，精神萎顿，面容憔悴，头晕，耳鸣，夜寐梦多之症，皆由心脾

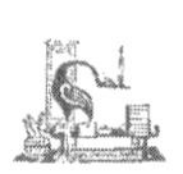

亏虚,无以生化气血,肝血不足,无以资助经水,冲任虚寒,以致经闭不行矣。舌淡质胖,苔薄腻,脉象细软无力。治拟养血调经,益气温宫。

处方:大熟地 150 克,全当归 150 克,杭白芍 150 克,龙眼肉 100 克,红参粉 50 克,炙黄芪 150 克,潞党参 150 克,炙甘草 100 克,云茯苓 150 克,大红枣 120 克,石韦 150 克,仙灵脾 120 克,川续断 120 克,川桂枝 60 克,紫石英 200 克,益母草 100 克,广艾叶 60 克,生姜 30 克,灵磁石 200 克,五味子 80 克,石菖蒲 80 克,春砂仁 40 克,月月红 30 克,蜜根 200 克(自备)。

红参粉于收膏时冲入膏内调匀。配料用鹿角胶 80 克,阿胶 100 克。注意保暖,忌生冷饮食。特别提出忌饮茶。煎法、服法及其他有关医嘱等,均按一般常规处理。

复诊:1987 年 2 月 20 日。经服开路方及膏滋药调补后,眩晕、耳鸣等症减轻,少腹冷痛消失,精神明显振作,面容稍有华色。本月三日月经来潮,洵属可喜,但色淡量少,两天即净。血检:血色素 9.2 克%,红细胞 350 万/立方毫米,白细胞 4200/立方毫米。舌质淡,苔薄腻,脉细弱。再予汤剂调理。

处方:大熟地 12 克,全当归 12 克,炙黄芪 12 克,潞党参 12 克,炙甘草 6 克,龙眼肉 6 克,石韦 15 克,仙灵脾 12 克,鹿角霜 9 克,紫石英 30 克,蜜根 30 克(自备),春砂仁 4.5 克(后下)。另:生晒人参 4 克,加水蒸软,连汁带渣于清晨空腹服用。

上方加减,服药 70 剂,月经先后于 3 月 12 日及 4 月

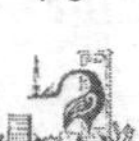

15日来潮,量增多,色转红,5天干净。面有华色,眩晕、耳鸣消失。复查:血色素11.5克%,红细胞380万/立方毫米,白细胞5100/立方毫米。暂停服用汤剂,改服归脾丸,每日2次,每次吞服10克。

1987年11月26日又来膏方门诊:据告近半年多来,月经正常,周期约28～30天左右,5天左右干净。毕业后留校担任助教,能胜任工作。各症消失,惟劳累后略有头晕、腰酸,苔薄腻,脉细。再予补益气血,调摄冲任。

处方:生晒人参50克,另煎浓汁。炙黄芪150克,云茯苓150克,大白术120克,炙甘草100克,大熟地150克,全当归150克,杭白芍150克,龙眼肉100克,枸杞子150克,楮实子120克,旱莲草150克,女贞子150克,仙灵脾120克,淡苁蓉120克,川断肉150克,桑寄生150克,大红枣100克,佛手干100克,春砂仁40克。

配料、煎法、服法及有关医嘱,基本同前。

评按:患者先天不足,未足月即离母体,18岁时月经始初潮。经闭已达半年之久。曾服逐瘀通经之剂,未能奏效。患者少腹冷痛,面色憔悴,头晕,耳鸣,舌质淡,脉细,乃一派虚寒之象。主要由于心脾亏虚,无以生化气血资助经水,久则肝血日涸,遂致经闭不行。若徒恃攻逐,则必然有损无益焉。故以黑归脾汤为基础,用熟地、当归、白芍、龙眼肉、阿胶等以滋养阴血;红参、党参、黄芪、茯苓、炙甘草、红枣等以温补元气;鹿角胶、仙灵脾、潼蒺藜等以温补冲任。以上除熟地、阿胶等用以滋养阴

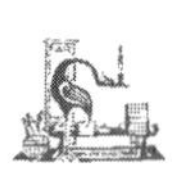

血外，同时，又用益气温阳药物，主要是根据中医阳生阴长的理论，即益气生血，助阳生阴之意。以上所述，均属治本之法。方中桂枝配白芍、生姜、大枣以调和营卫，温经散寒，以消除形寒肢冷。紫石英甘温暖宫。《本经》指出："补不足，女子风寒在子宫"。与艾叶、益母草相配，则暖宫散寒作用益著。余用此三味药治疗寒性痛经及虚寒性经闭，常能取得一定的疗效。石韦与益气药相配，可以升提白细胞的数量。蜜根乃棉花之根部，有补气作用。60年代初期，上海黄芪供应紧张时，恒以蜜根代之。解放初期，沪郊农民常用蜜根与红枣同煎，作为农忙季节或冬令进补之用。其实蜜根为调经要药。《中国药用植物图鉴》(第二军医大学著)则有"通经剂，用于月经困难及闭止"的记载。《中药大辞典》(江苏新医学院编)则谓："补虚、平喘、调经，治体虚、咳喘"。余治疗妇女经闭，结合辨证原则，配以蜜根，常可获效。由于现在植棉多用农药，故在使用前，应先将蜜根洗去泥土，再用清水浸泡2小时，然后切碎入煎。灵磁石、五味子同用，与熟地等相配，取耳聋左慈丸之意，用以治疗耳鸣。在诸多的补益气血之剂中，加入月月红，即月季花，有活血调经作用，用以疏通经水。通过服用开路药及膏滋药调理，二月余后月经来潮，血象稍有上升。以后再服煎药治疗，月经周期渐趋正常。除劳累后略觉头晕、腰酸外，其余症状均除，贫血现象消失，从而恢复健康。

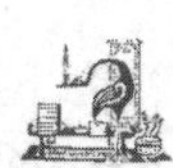

十九、乳房小叶增生

王××，女，45 岁，会计员。初诊：1986 年 11 月 8 日。

开路方：右乳房肿块切除之后，近年来左乳房小叶增生，隐隐作痛，胸闷，气逆，泛酸，头痛，头晕，指麻，脚跟疼痛，神疲乏力。脉弦细数(94 次/分)，舌质淡青。先拟益气养血，平肝和胃，调摄冲任。

处方：炙黄芪 12 克，潞党参 12 克，白茯苓 15 克，紫丹参 15 克，川芎 9 克，旱莲草 12 克，枸杞子 12 克，仙灵脾 12 克，石决明 30 克(先煎)，广郁金 9 克，煅瓦楞 30 克，生南星 15 克。7 剂。

服上方后，左乳房隐痛，胸闷，头晕等症均有改善。续服原方 7 剂。

膏滋方：三年半前右乳房肿块手术切除之后，体质日益虚弱。近年来左乳房又现小叶增生，隐隐作痛。自摸有黄豆大小硬块数枚，经期尤为明显。情绪抑郁寡欢，阵阵悸惕不宁，嗳气泛酸，有时突感胸膺气逆上冲，手指麻木，头痛，眩晕，月经量少，体态丰盈，但觉疲倦无力，脉弦细数，舌质淡青，有齿印。气血亏虚，冲任失调，肝气偏旺，胃失和降。治拟益气养血，柔肝和胃，调摄冲任。

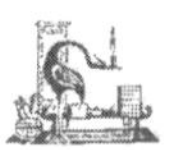

处方：生晒人参 50 克，潞党参 150 克，炙黄芪 150 克，白茯苓 150 克，炒白术 150 克，全当归 150 克，大白

芍200克，紫丹参150克，枸杞子150克，旱莲草150克，仙灵脾150克，淡苁蓉150克，广郁金150克，制香附120克，旋覆梗200克，煅瓦楞150克，川芎100克，茶树根150克，炙甘草100克，淮小麦200克，大枣100克，生石决200克。

配料、煎法、服法及有关医嘱，按一般常规处理。从略。

1987年11月5日来诊。据告：去冬服膏方后，颇见效验，除月经期有轻微乳房作胀外，左乳房胀痛，脚跟疼痛，嗳气泛酸等症，均已消失。情绪开朗，精神振作，睡眠、食欲均佳，工作效率提高，并参加电视大学会计专业班学习。遂以膏滋原方加减，继续予以调补。

1988年11月10日来诊：腰酸，足底痛，乳房胀痛等均消失未发，健康情况良好。

评按：乳房小叶增生乃妇科常见病，中医称之谓“乳癖”。多与情志因素有关。故本案患者，除见乳房胀痛外，兼见情绪抑郁寡欢，嗳气泛酸，头痛眩晕，手指麻木等一系列肝阳上扰，肝气犯胃、肝气入络等症。乳房胀痛，月经量少，形体丰肥，乃冲任失调之象，与内分泌失调有密切关系。治疗小叶增生，通常以治标为主，可用疏肝理气，化瘀（痰）散结之法，选用柴胡、郁金、枳壳、莪术、红花、蒲公英、夏枯草、海藻之类，一般不必用补益法。但本例病程已久，手术后体虚未复，而见神疲乏力，脚跟疼痛，头晕，舌质淡胖等气血不足，肝肾亏虚之象，故应从整体出发，以治本为主，取补消兼施，着重补虚。但在补益药物中，尽量避免用黏腻难化之品，否则不利

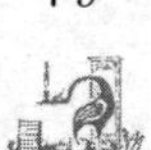

于肝气郁滞之症。同时尚须适当配入灵动疏利的药物，更有利于乳房肿块的消散。方中用生晒人参大补元气，黄芪、党参、白术、茯苓、当归、白芍、丹参等以调补气血；仙灵脾、淡苁蓉、郁金等以补益肝肾，调和冲任，疏肝解郁，这三味药治疗小叶增生效果颇佳，如疼痛较甚，可配莪术同用；用旱莲草、枸杞子、石决明、川芎等柔肝活血，以治头痛眩晕；香附、旋覆梗、煅瓦楞以和胃降逆；炙甘草、淮小麦、大枣以养心安神，润燥缓急。经多味膏方治疗，左乳房肿块疼痛等症均已消失，仅在经期稍觉乳胀。病员认为第一次服膏方进补，竟获得如此显效，深为满意。

二十、更年期综合征

骆××，女，47 岁，出纳员。初诊：1986 年 11 月 22 日。

开路方：素性胸襟开朗。近一年来，性格变异，动辄恼怒，夜寐不安。时而兴奋多言，头部烘热出汗；时而沉默不语，悲伤欲哭。恐惧易惊，惶惶然似有人将捕之之状。筋惕肉瞤，腰酸。晨起眼睑虚肿。神疲，头晕，胸闷，口干，舌麻。经停三月余，近一月来经水来潮二次，量少色淡，夹有血块。舌质淡胖，尖红，脉弦细数。治拟调和冲任，养心悦脾。

处方：仙灵脾 12 克，淡苁蓉 12 克，炙甘草 9 克，淮小麦 30 克，大枣 9 克，太子参 15 克，辰麦冬 12 克，五味

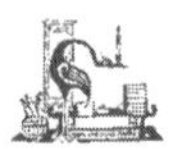

子4.5克，野百合15克，肥知母15克，川黄连3克，带心连翘12克。7剂。

11月29日复诊：夜寐稍安，恐惧、舌麻等症略减，头面烘热出汗已少，月经已净，口干未减，苔脉如前。前法尚称合度，再从原方增删。

处方：仙灵脾12克，淡苁蓉12克，炙甘草9克，淮小麦30克，北沙参15克，辰麦冬15克，五味子4.5克，大生地15克，野百合15克，川黄连3克，带心连翘15克。7剂。

此方连服14剂，舌麻、筋惕肉瞤消失，头部烘热出汗续减。12月10日月经又来潮，三日即净。

膏滋方：年届经绝之期，癸源不足，冲任失调，以致经期紊乱，诸症迭起。由于心脾亏虚，神不守舍，故见失眠，悲伤欲哭，恐惧胆怯，惶惶不可终日，目胂头晕；舌乃心之苗，心经气阴不足，虚火上炎，故见舌质麻木；肝为将军之官，其性刚强，赖肾水以滋养，今水亏不能涵木，故见恼怒，兴奋多言，头面烘热，出汗，筋惕肉瞤；冲任失调，阴血亏虚，故月事不以时下，色淡量少。舌质淡胖，尖红，脉弦细数。治拟调摄冲任，滋养肝肾，补益气血，而安心神。

处方：仙灵脾150克，淡苁蓉150克，沙苑蒺藜120克，厚杜仲120克，枸杞子150克，生熟地各120克，全当归150克，大白芍150克，大川芎100克，紫丹参150克，肥知母150克，川黄柏100克，川黄连80克，炙黄芪150克，潞党参150克，五味子80克，辰麦冬150克，带心连翘150克，带心莲肉120克，炙甘草120克，淮小麦

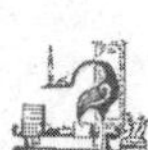

300 克，大枣 150 克，炒枣仁 150 克，生牡蛎 200 克，春砂仁 80 克，陈广皮 80 克。

配料、煎法、服法，均按一般常规处理。医嘱：忌烟、酒、咖啡、浓茶、莱菔以及生冷饮食。保持情怀愉悦，避免心境抑郁。

复诊：1987 年 3 月 9 日来院。据告：自去年 12 月经净后，迄今未曾来潮。情绪较前好转，虽无悲伤欲哭之象，但有时尚感抑郁寡欢。心慌、恐惧已减，睡眠进步，舌麻、眼睑浮肿、筋惕肉瞤等症消失。仍觉腰酸。春节后已上班工作。舌质胖，苔薄腻，脉弦细。治拟调摄冲任，涵木安神。

处方：仙灵脾 12 克，淡苁蓉 12 克，沙苑蒺藜 12 克，紫丹参 15 克，野百合 15 克，大生地 15 克，太子参 12 克，辰麦冬 12 克，五味子 4.5 克，炙甘草 9 克，淮小麦 30 克，大枣 9 克。

上方加减，调补半年，于 1987 年 12 月 17 日来院复诊。据告：除夜寐梦多，略觉腰酸外，其余症状悉除，已恢复健康矣。继续予以膏方调补(方略)。

评按：本例患者正值经绝期，所现症状表明乃更年期综合征，属于中医“脏躁”范围。开路方中共 12 味药，从五个方面组成：首先选用仙灵脾、淡苁蓉之温而不燥，补益肝肾，余常用此二味药以调和冲任，治疗经期焦虑症、小叶增生、更年期综合征等，均有较好的疗效，实际上是起到了调整内分泌的作用；其次是用仲景甘麦大枣汤，此乃治疗脏躁症的绝妙方剂，用以补益心脾，柔肝缓急，为治疗更年期综合征行之有效的常用之法；第三是

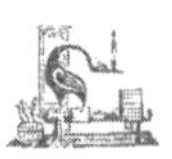

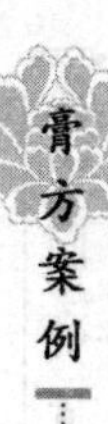

用参脉饮以益气养阴，脏躁症多见气阴两虚，心神不宁，用之最宜；第四是百合知母汤，此方乃仲景治疗百合病之神志恍惚，“如有神灵”，患者有时兴奋多言，有时沉默不语，故用以养阴清热宁神；最后，黄连、带心连翘苦寒清心火，合麦冬养心阴以治心烦舌麻，颇合病机，余常用以治疗舌麻或舌尖疼痛之症，每见良效。此方 7 剂服后，略见效果，稍事加减，续服 14 剂，舌麻、筋惕肉瞤等症消失。

膏滋方仍立足于调和冲任，滋养肝肾为主，在仙灵脾、苁蓉的基础上，充入沙苑蒺藜、杜仲、杞子等，则作用益显。或谓：患者烦躁不安，兴奋多言，头面烘热，舌尖红，脉数，投以仙灵脾、苁蓉等温热之品，焉能不偾事？余认为对此不必过虑，其理有三：一是患者既有亢奋的一面，又有沉默不语，悲伤欲哭，神疲，舌质淡胖等抑制和不足的一面，与一般单纯实热迥然不同；二是方中配用麦冬、生地、知母、黄柏、黄连等养阴清热之品，何患助热；三是所选辛甘温热之品，均属温柔之剂，无附子、肉桂刚燥之弊，因此用之无妨。《临证指南医案·调经》徐灵胎评语指出：“妇人之疾，除经带之外，与男子同治。而经带之疾，全属冲任。治冲任之法，全在养血。古人立方无不以血药为主者”，洵属经验之谈。故在膏方中配以四物，即含此义。方尾用砂仁、陈皮二味，盖取其灵动之气，以助运化吸收耳。

通过调和冲任，滋养肝肾，补益气血，养心安神，融诸法于一炉，复方图治，使脏躁得以全愈。

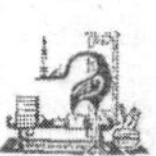

二十一、内耳眩晕病(美尼尔氏综合征)

董××,男,52岁,技师。初诊:1987年12月25日。

开路方:平时头晕,两耳蝉鸣,发作时景物旋转,张目或移动头位,则眩晕更甚,站立不稳,伴呕吐恶心。上述症状,反复发作,已逾五载。今年已发作5次。一周前曾经发作,突然晕倒。近日眩晕似酒醉状,耳鸣,泛泛作恶,进食欲吐,面色晄白,精神疲惫,腰酸,眼球震颤。脉弦细,苔根腻,舌质胖。血压130/84mmHg。治拟平肝潜阳,化痰和胃。

处方:明天麻9克,嫩钩藤15克,炒白术12克,云茯苓15克,生半夏9克,石菖蒲9克,珍珠母30克(先煎),枸杞子12克,桑寄生15克,福泽泻30克,炒枳壳9克,姜竹茹9克。

先服上方3剂后,头晕明显减轻,泛恶已止,并能起床进食汤面、厚粥,耳鸣减而未除,精神欠振,形体消瘦,苔根腻略化,前法尚称合度,再从上方增删。

处方:炙黄芪12克,潞党参12克,明天麻9克,炒白术12克,生半夏9克,石菖蒲9克,珍珠母30克(先煎),枸杞子12克,桑寄生15克,福泽泻30克,灵磁石30克(先煎),五味子4.5克。

此方服7剂,眩晕基本消失,耳鸣亦除,饮食正常,精神渐振,面色转华,夜寐梦多。并于3天前恢复半天工作。脉弦细，苔薄腻。再予益气平肝安神。

处方：炙黄芪12克，潞党参12克，云茯神15克，炒白术12克，旱莲草15克，枸杞子12克，桑寄生15克，珍珠母30克(先煎)，石菖蒲9克，紫丹参15克，炒枣仁9克。

服上方7剂，眩晕、耳鸣、恶心等症均消失，寝食均佳，已恢复全天工作。

膏滋方：肾精素亏，肝阳易亢，脾胃虚弱，痰湿留恋，肝阳夹痰浊上扰清空，以致头晕目眩，两耳蝉鸣，景物旋转，惶惶然似醉酒之态作矣。肝阳扰动，胃气不和，痰浊中阻，升降失常，故见泛恶呕吐，不思纳谷，胃主纳谷，痰浊内停，则胃不能纳，脾不能运，气血生化乏源，以致面色苍白无华，精神萎靡不振。脉弦细，苔根腻，舌质胖。法当标本兼顾，拟益肾养肝，补气健脾，息风潜阳，化痰和胃。复方图治，以冀早入坦途。

处方：大熟地150克，山萸肉100克，淮山药150克，云茯苓150克，粉丹皮100克，福泽泻200克，枸杞子150克，甘菊花100克，炙黄芪150克，潞党参150克，炒白术150克，炙甘草100克，生半夏120克，炒枳壳120克，姜竹茹120克，明天麻100克，嫩钩藤150克，珍珠母200克，灵磁石200克，炙龟甲150克，桑寄生150克，黑穞豆150克，大白芍150克，紫丹参150克，炒枣仁120克，五味子80克，荷叶2张，生姜30克。

配料、煎法、服法，均按一般常规处理。医嘱：忌烟、酒、咖啡、浓茶、莱菔，尤其注意饮食宜清淡、低盐。

复诊：1988年3月7日。上述膏滋药于最近服完。

近二月来，眩晕、耳鸣未见发作，面色润泽，情绪愉悦，睡眠甚安，胃纳亦香。眼球震颤消失。脉弦细，苔薄腻，舌质微胖。再予汤丸并进，巩固疗效。

处方：潞党参 12 克，云茯苓 15 克，炒白术 12 克，炙甘草 6 克，旱莲草 12 克，女贞子 12 克，桑寄生 15 克，泽泻 12 克，炒枳壳 9 克，姜竹茹 9 克。10 剂。另：杞菊地黄丸 200 克，每次吞服 8 克，日服 2 次。

上述处方加减，服用 3 个月后，又单服杞菊地黄丸至冬季。于 1989 年 12 月 8 日续来门诊，要求再予膏滋处方。据告：一年来除偶在工作过于忙碌，睡眠欠佳时，曾觉轻微头晕外，突发性剧烈眩晕旋转，迄未发作过。身体素质明显改善，体重增加，面色红润。有时睡眠不安。苔薄腻，脉小弦。再予益气补血，养心安神。

处方：炙黄芪 150 克，潞党参 150 克，云茯神 150 克，炒白术 150 克，炙甘草 100 克，淮小麦 300 克，大枣 120 克，白归身 150 克，杭白芍 150 克，大熟地 150 克，石菖蒲 100 克，炙远志 80 克，炒枣仁 120 克，紫丹参 150 克，五味子 80 克，带心莲子 120 克，龙眼肉 100 克，广木香 100 克，福泽泻 150 克，枸杞子 150 克，楮实子 120 克，女贞子 120 克，旱莲草 150 克。

配料、煎法、服法、医嘱同前。

评述：本例系美尼尔氏综合征，属中医“眩晕”范畴。以剧烈眩晕，周围景物和自身旋转，恶心，呕吐，耳鸣及眼球震颤为主要症状。本例涉及肝、肾、脾、胃诸脏，而以肝胃为主，其病邪主要在于痰湿。开路方重在治标，先用天麻钩藤饮以平肝潜阳，温胆汤以化痰和胃，3 剂初

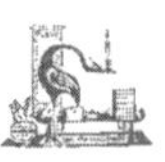

见效果，症情减轻。续方加入参、芪益气，眩晕续减，精神亦振。膏滋方重在治本，兼顾其标。处方用杞菊地黄丸合龟甲益肾精以平息肝风；续用天麻钩藤饮合黑穞豆、白芍养肝阴以潜镇肝阳；半夏白术天麻汤以化痰祛湿息风。在上述膏方组成中，有些一得之见，用以治疗眩晕，确实可以提高疗效。一是抓住“无痰不作眩”的“痰”字。盖痰浊不除，则清阳不升，眩晕不止。我常用半夏、竹茹二味，以治本病。而用生半夏其效尤佳。生半夏不仅能化痰，而且镇静止眩作用，大大优于制半夏。一般认为生半夏有毒，只作外用，不宜内服。其实不然。以生半夏小粒放在舌上，确实令人麻涩难忍。但经煎煮后，毫无刺激感觉。我长期运用于临床，有时甚至与生南星同时用于一张处方中，从未见有任何毒副反应。二是治疗本病，必须重视利湿。水湿停聚，则可酿成痰浊。《金匮要略·痰饮咳嗽》指出：“心下有支饮，其人苦冒眩，泽泻汤主之”。此方用泽泻以利水渗湿，白术以健脾制水。这两味药，均有较佳的利水作用。现代医学认为：美尼尔氏综合征，是由于内耳膜迷路水肿所致。这与中医认为本病的发病机制，与痰饮内停，上蒙清窍有关的认识是基本一致的。我在处方中泽泻剂量较大，并与白术、茯苓相配，可以取得比较好的效果。在医嘱中，要特别强调宜吃清淡低盐饮食，以免水液停聚，影响疗效。方中用一味荷叶，取其清轻芳香之气，以升发清阳，有利于控制眩晕的发作。以后又用汤丸并进，巩固疗效。一年来剧烈眩晕，竟未复发。并于第二年冬季用膏滋方以归脾汤加减，益气补血，进行调治，以竟

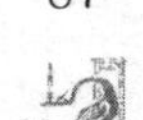

全功。

总之，美尼尔氏综合征在急性发作时，眩晕剧烈，必须以治标为主，即先用平肝潜阳，化痰和胃，重点在于化痰利湿；在眩晕症状缓解时，则须标本兼顾；而在症状完全消失时，则以治本为主，可根据病人的体质和症状，分别选用补气健脾，益肾养肝，滋阴补血等法治之。

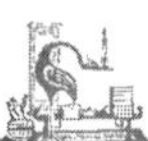